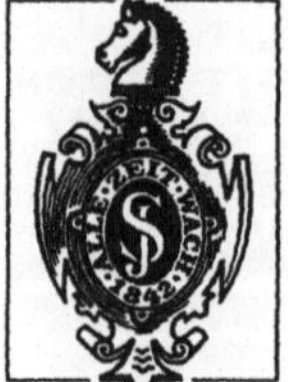

Endokrine Regulation und Frauenhochleistungssport

Herausgegeben von
K. G. Wurster und E. Keller

Mit Beiträgen von
B. Barwich, M. Donike, H. A. Keizer, E. Keller U. Korsten-Reck,
G. Mirkin, M. M. Shangold, A. S. Wolf, K. G. Wurster

Geleitwort von M. Steinbach

Springer-Verlag
Berlin Heidelberg New York Tokyo

Priv.-Doz. Dr. med. Kurt Götz Wurster
Prof. Dr. med. Erich Keller

Universitäts-Frauenklinik
Schleichstraße 4
7400 Tübingen

Internationales Seminar Schloß Haigerloch

Titelbild: Kurt Götz Wurster

ISBN-13: 978-3-540-15837-0 Springer-Verlag Berlin Heidelberg New York Tokyo

CIP-Kurztitelaufnahme der Deutschen Bibliothek
Endokrine Regulation und Frauenhochleistungssport: [Internat. Seminar, Schloß Haigerloch] / hrsg. von K. G. Wurster u. E. Keller. Geleitw. von M. Steinbach.
– Berlin ; Heidelberg ; New York ; Tokyo : Springer, 1985.
ISBN-13: 978-3-540-15837-0 e-ISBN-13: 978-3-642-70743-8
DOI: 10.1007978-3-642-70743-8

NE: Wurster, Kurt G. [Hrsg.]

Geleitwort

Der innersekretorische Einfluß auf Stimmung, Befindlichkeit und Leistungsfähigkeit des Menschen ist ein faszinierendes Aufgabenfeld der forschenden und praktizierenden Medizin; er ist auch für die betroffenen Menschen von größtem Interesse und großer Bedeutung.

Mit den damit zusammenhängenden Fragen befassen sich besonders die Arbeitsmedizin und in den letzten Jahren zunehmend auch die Sportmedizin. Dieses Engagement ergibt sich einmal aus der Bedeutung der Leistungsfähigkeit für diese Bereiche, zum anderen methodisch aus der Möglichkeit, innersekretorischen Parametern exakte Werte der Arbeit und des Leistens gegenüberzustellen.

Gerade beim weltweiten Phänomen stark ansteigender Zahlen im Frauensport und der gleichzeitigen rasanten Entwicklung der Spitzenleistungen treten verstärkt Probleme innersekretorischer Regulationen aus frauenheilkundlicher Sicht in Erscheinung.

Vielerorts wird von Ärzten, Trainern und Sportlern mit Hormonwirkungen argumentiert, ohne daß solchen Aussagen immer auch gesicherte Fakten zugrundeliegen.

Der Deutsche Leichtathletikverband, darüber hinaus aber der Sport schlechthin haben allen Anlaß, der Universitätsfrauenklinik in Tübingen für ihr Engagement auf diesem Sektor zu danken.

Die im Rahmen dieses Symposiums ausgetauschten Kenntnisse, Erfahrungen und Anregungen werden dazu beitragen, die in Frage stehenden Zusammenhänge aufzuklären. Das aber wird nicht nur für den Sport von Nutzen sein, sondern Vorteile für Diagnostik und Therapie in Klinik-, Fach- und Allgemeinpraxis bringen können.

Bonn, März 1985

Prof. Dr. Manfred Steinbach
Breitensportwart im Deutschen Leichtathletikverband,
Ministerialdirektor im Bundesministerium für Jugend, Familie und Gesundheit

Vorwort

Heute entscheiden auch im Frauenhochleistungssport zwischen Sieg und Niederlage nur noch wenige Zentimeter oder Bruchteile einer Sekunde. Neben dem Trainingszustand beeinflussen weitere, bisher wenig beachtete Faktoren die Leistungsentwicklung: Unter dem Einfluß hormonaler Veränderungen während des regelmäßigen Menstruationszyklus können die physische und psychische Leistungsfähigkeit schwanken. Umgekehrt kann die sportliche Belastung das Endokrinium der Frau soweit verändern, daß Zyklusstörungen bis hin zum völligen Ausbleiben der Menstruation auftreten. In diesem Zusammenhang schenkt die Sportmedizin der Gynäkologie und Endokrinologie seit kurzem vermehrt Aufmerksamkeit.

Diese Wechselwirkungen zwischen Frauenhochleistungssport und endokrinem System wurden in einer ersten Bestandsaufnahme in dem Internationalen Symposium über Endokrine Regulation und Frauenhochleistungssport aufgegriffen. So werden neben neuen Erkenntnissen auch kontroverse Standpunkte und Daten dargestellt, die bisher nicht interpretiert werden können. Dabei wird deutlich, daß die „Endokrinologie des Frauenhochleistungssports" noch am Anfang steht. Dieses Buch wendet sich nicht gegen den Hochleistungssport der Frau. Das Gegenteil ist der Fall: Nur hinreichende Kenntnisse der frauentypischen Probleme im Sport ermöglichen eine optimale Betreuung durch Trainer und Ärzte. Das Buch hätte seinen Sinn erfüllt, wenn es Anregungen und Ansätze für weitere Forschungsarbeiten vermitteln könnte.

Allen Referenten und Diskussionsteilnehmern, die zum Gelingen des Symposiums beigetragen haben, sind wir zu Dank verpflichtet. Erst durch Unterstützung der Universität Tübingen, des Deutschen Sportärztebundes e. V. und der Sportärtzeschaft Württemberg e. V. war die Organisation möglich. Unser Dank gilt dem Springer-Verlag für die gute und reibungslose Zusammenarbeit. Besonders danken möchten wir Frau Barbara Horrer für die redaktionelle Unterstützung bei der Fertigstellung der Manuskripte.

Tübingen, im Juni 1985

Kurt Götz Wurster
Erich Keller

Inhaltsverzeichnis

Verzeichnis der Referenten und Diskussionsteilnehmer

Dr. D. Barwich,
Medizinische Universitäts-Poliklinik,
Abt. für Pathophysiologie und Sportmedizin,
Hospitalstraße 3, 6900 Heidelberg

Dr. D. Bauer,
Institut für Humangenetik der Universität,
6900 Heidelberg

Dr. Dr. Bormuth,
Berliner Straße 5, 6090 Rüsselsheim

Prof. Dr. M. Breckwoldt,
Universitäts-Frauenklinik,
Abt. für klinische Endokrinologie,
Hugstetter Straße 55, 7800 Freiburg

Prof. Dr. P. Burmeister,
Medizinische Universitätsklinik,
Abt. für Endokrinologie,
Hugstetter Straße 55, 7800 Freiburg

Prof. Dr. M. Donike,
Deutsche Sporthochschule Köln,
Institut für Biochemie,
Carl-Diem-Weg 2, 5000 Köln 41

D. Ecker,
Medizinische Universitätsklinik,
Abt. für Leistungs- und Sportmedizin,
Hugstetter Straße 55, 7800 Freiburg

Prof. Dr. H.A. Hirsch,
Universitäts-Frauenklinik,
Schleichstraße 4, 7400 Tübingen

Dr. H. Geyer,
Deutsche Sporthochschule Köln,
Institut für Biochemie,
Carl-Diem-Weg 2, 5000 Köln 41

M. Grünert,
Sportmedizinische Untersuchungsstelle der Universität,
Oberer Eselberg M 25, 7900 Ulm

Prof. Dr. D. Jeschke,
Institut für Sportmedizin der Universität,
Hölderlinstraße 11, 7400 Tübingen

Dr. H.A. Keizer,
Abt. für Physiologie,
Universität Limburg
Postfach 616,
6200 Maastricht, Niederlande

Prof. Dr. E. Keller,
Universitäts-Frauenklinik,
Schleichstraße 4, 7400 Tübingen

Prof. Dr. J. Keul,
Medizinische Universitätsklinik,
Abt. für Leistungs- und Sportmedizin,
Hugstetter Straße 55, 7800 Freiburg

Dr. U. Korsten-Reck,
Medizinische Universitätsklinik,
Abt. für Leistungs- und Sportmedizin,
Hugstetter Straße 55, 7800 Freiburg

Dr. W. de Laat,
Biomedizinisches Zentrum der Universität Limburg,
Postfach 616,
6200 Maastricht, Niederlande

P. D. Dr. M. Lehmann,
Medizinische Universitätsklinik,
Abt. für Leistungs- und Sportmedizin,
Hugstetter Straße 55, 7800 Freiburg

M. D. G. Mirkin,
Professor of Sportsmedicine,
University of Maryland,
9900 Georgia Avenue, Silver Springs,
Maryland, USA

P. D. Dr. P. Müller,
Universitäts-Frauenklinik,
Prittwitzstraße 43,
7900 Ulm

H. Obermann,
Gartenfeld 7,
6300 Gießen

Prof. Dr. K. Parsch,
Orthopädische Klinik, Olgahospital,
Bismarckstraße 8,
7000 Stuttgart 1

Dr. C. Pohl,
Universitäts-Frauenklinik,
Schleichstraße 4, 7400 Tübingen

Dr. P. Schmid,
Medizinische Universitätsklinik,
Abt. für Leistungs- und Sportmedizin,
Hugstetter Straße 55, 7800 Freiburg

W. Schroeder,
Nourypharma GmbH,
Mittenheimer Straße 62, 8042 Oberschleißheim

Dr. T. Schumacher,
Universitäts-Frauenklinik,
Schleichstraße 4, 7400 Tübingen

Dr. W. Schwänzer,
Deutsche Sporthochschule Köln,
Institut für Biochemie,
Carl-Diem-Weg 2, 5000 Köln 41

M. D. M.M. Shangold,
Professor of Obstetrics and Gynecology,
Cornwell University, Medical Center,
New York, USA

Prof. Dr. M. Steinbach,
Bundesministerium für Jugend, Familie und Gesundheit,
Kennedyallee 105, 5300 Bonn 2

Dr. H. Unterberg,
Universitäts-Frauenklinik,
Schleichstraße 4, 7400 Tübingen

Prof. Dr. Dr. R.E. Wodick,
Sportmedizinische Untersuchungsstelle der Universität,
Oberer Eselsberg M25, 7900 Ulm

P. D. Dr. A.S. Wolf,
Universitäts-Frauenklinik,
Prittwitzstraße 43, 7900 Ulm

P. D. Dr. K.G. Wurster,
Universitäts-Frauenklinik,
Schleichstraße 4, 7400 Tübingen

Dr. J. Zimmermann,
Deutsche Sporthochschule Köln,
Institut für Biochemie,
Carl-Diem-Weg 2, 5000 Köln 41

Die Hypothalamus-Hypophysen-Ovar-Achse von der Fetalzeit bis zur Adoleszenz

E. KELLER, K.G. WURSTER

Einleitung

Erst einige Jahre nach dem Einsetzen der ersten Regelblutung, der Menarche, dem psychologisch bedeutungsvollsten Symbol für die Entwicklung vom jungen Mädchen zur geschlechtsreifen Frau, erlangt das reproduktive System seine volle funktionelle Integrität mit der monatlichen Freisetzung einer befruchtungsfähigen Eizelle sowie der zyklischen Sekretion der hypophysären Gonadotropine (follikelstimulierendes Hormon, FSH, und luteinisierendes Hormon, LH) sowie der ovariellen Steroide (Östradiol und Progesteron) (Abb. 1). Dabei unterliegt die Steuerung des reproduktiven Systems einem komplizierten Regulationsmechanismus, an dem Ovar, Hypophyse, Hypothalamus und letztlich die übergeordneten Zentren des zentralen Nervensystems beteiligt sind. Von der Fetalzeit bis zur Geschlechtsreife erfährt das weibliche reproduktive System eine Reihe charakteristischer morphologischer, biochemischer und physiologischer Veränderungen, die mit entsprechenden klinischen Manifestationen einhergehen. Aufgabe dieses einführenden Kapitels ist es, den endokrinologisch nicht ausgebildeten Sportmediziner in die Reproduktionsendokrinologie einzuführen.

Veränderung der sekundären Geschlechtsmerkmale bis zur Adoleszenz

Die Menarche tritt erst zu einem relativ späten Zeitpunkt in der Pubertät auf. Als Zeichen des Eintritts der Geschlechtsreife gelten die Ausbildung der Mammae und der Schambehaarung. Dies ist bereits im Alten Testament (Ezechiel 17,7) nachzulesen: "Dein Busen ist

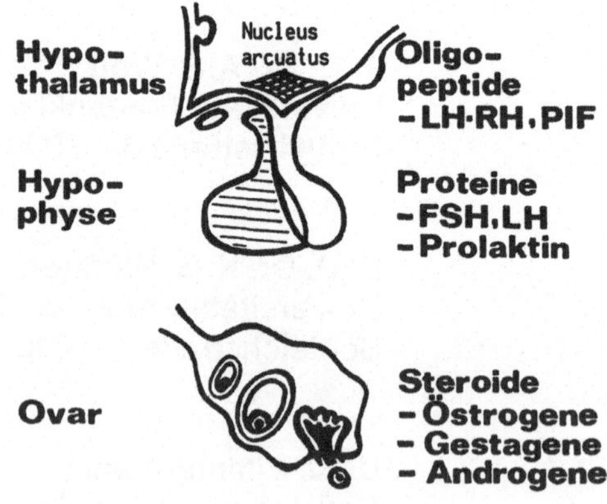

Abb. 1. Organe und Hormone des reproduktiven Systems der Frau

bereits gewölbt und dein Haar hervorsprossend." Heute erfolgt die Einteilung der verschiedenen Pubertätsstadien nach MARSHALL u. TANNER (zit. nach KELLER et al. 1980) (Abb. 2): Man unterscheidet je 5 Entwicklungsstadien der Brust (Thelarche) sowie der Schambehaarung (Pubarche).

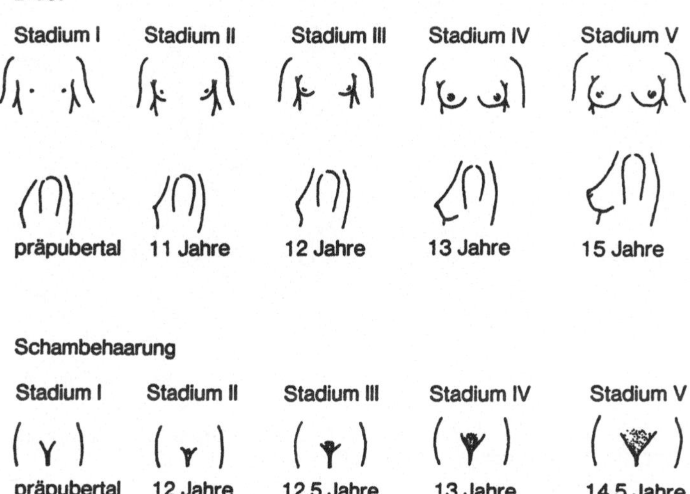

Abb. 2. Entwicklungsstadien der Brust und der Schambehaarung. (Nach Marshall u. Tanner, zit. nach KELLER et al. (1980)

Brustentwicklung: Das Stadium I entspricht der präpubertalen Situation. Im Verlaufe der Entwicklung kommt es dann zur Brustknospe, zur Knospenbrust und schließlich zum voll ausgebildeten Brustdrüsenkörper (etwa mit 15 Jahren). Dieser Entwicklungszeitraum dauert ca. 4 Jahre.

Entwicklung der Schambehaarung: Wie aus Abb. 2 hervorgeht, erfolgt die komplette Ausbildung der Schambehaarung in einem Zeitraum von etwa 2,5 Jahren. Die Pubarche läuft also schneller ab als die Thelarche.

Die hier geschilderten Veränderungen der sekundären Geschlechtsmerkmale haben charakteristische hormonelle Korrelate (Abb. 3). Hormonelle Störungen ihrerseits können entsprechende Veränderungen im klinischen Erscheinungsbild hervorrufen: So führt bei der Frau beispielsweise der Überschuß an Androgenen (männliche Keimdrüsenhormone) zu typischen Virilisierungserscheinungen mit Hirsutismus, Akne und Seborrhö. Entsprechend bewirkt ein Östrogenüberschuß beim Mann Feminisierungserscheinungen mit Vergrößerung der Brust (Gynäkomastie).

Hormone: Definition und Wirkungsmechanismus

Hormone sind Informationsüberträger. Es handelt sich um chemisch definierte Substanzen. Die Informationen können nur von spezifischen Proteinen, sog. Rezeptoren, erkannt werden.

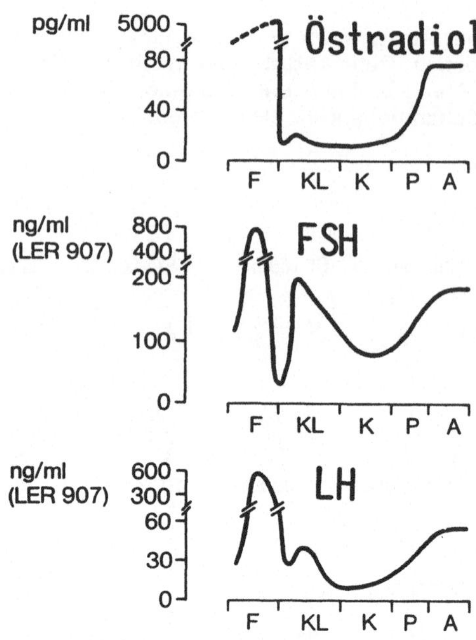

Abb. 3. Weibliche Hormonspiegel von der Fetalzeit bis zur Adoleszenz; **F** Fetalzeit, **KL** Kleinkindzeit, **K** Kindheit, **P** Pubertät, **A** Adoleszenz. (Aus KELLER et al. 1980)

Je nach chemischer Struktur werden die Hormone unterschiedlich wirksam (z.B. Proteohormone der Hypophyse oder Steroidhormone des Ovars, s. Abb. 1).

Die hypophysären Proteohormone sind großmolekular, so daß sie die Zellwände nicht passieren können. Im Gegensatz zu den Steroidhormonen haben sie keine Eiweißträger. Im kaskadenartigen Wirkungsablauf bezeichnet man die hypophysären Proteohormone (z.B. LH) als ersten Boten ("first messenger"). In der Zellwand des Erfolgsorgans befindet sich ein Membranrezeptor, der die gonadotrope Botschaft übernimmt und über die Adenylzyklase das zyklische Adenosinmonophosphat (cAMP) ("second messenger") aktiviert, das letztlich die synthetischen Stoffwechselvorgänge wie z.B. die Östradiolbiosynthese einleitet. Da Proteohormone gespeichert werden können, stehen sie im Gegensatz zu den Steroidhormonen innerhalb von Minuten zur Verfügung und können somit entsprechend schnell wirken.

Steroidhormone sind niedrigmolekulare Hormone, die durch die Zellwand in die Zelle eindringen können. Bis zu 99 % der Steroidhormone werden von sog. Trägerproteinen gebunden. Für die Sexualsteroide sind die wichtigsten Trägerproteine:

- Sexualhormonbindendes Globulin (SHBG), das vornehmlich Östradiol und Testosteron bindet,
- Transkortin (CBG), das Progesteron bindet,
- Albumin, das - allerdings weniger stark - alle 3 genannten Sexualsteroide binden kann.

Diese Trägerproteine haben 3 Funktionen: 1. Transport der Steroide im Blut, 2. Schutzfunktion (gebundene Steroidhormone können nicht abgebaut werden) und 3. Regulation. Steroidhormone und Eiweißträger stehen nach dem Massenwirkungsgesetz miteinander in Verbindung. Somit wird entsprechend den freien Hormonmengen im Blut weiteres freies Hormon abgebunden oder freigesetzt.

Von besonderer Wichtigkeit für den Wirkungsmechanismus der Sexualsteroide ist die Tatsache, daß eiweißgebundene Steroide biologisch unwirksam sind. Biologisch aktiv sind nur freie, nicht gebundene Steroidhormone. Nur sie können in die Zelle eindringen. In den Zellen des Erfolgsorgans gehen die Steroidhormone mit einem spezifischen Zytosolrezeptor eine enge Verbindung ein und geben damit die steroidalen Befehle an den Zellkern weiter.

Organe und Hormone des reproduktiven Systems der Frau

Das reproduktive System der Frau umfaßt den Hypothalamus mit dem Nucleus arcuatus, die Hypophyse und das Ovar (Abb. 1).

Der Hypothalamus synthetisiert und sezerniert Oligopeptide. Für die Reproduktion sind das LH-Releasinghormon (LH-RH) und der prolaktininhibierende Faktor (PIF) von besonderer Bedeutung. Das LH-RH wird vorwiegend im medialen Anteil des Hypothalamus, im Nucleus arcuatus, synthetisiert und sezerniert. Es stimuliert die Freisetzung der hypophysären Hormone FSH (follikelstimulierendes Hormon) und LH (luteinisierendes Hormon). FSH und LH werden auch als Gonadotropine bezeichnet. FSH bewirkt zusammen mit LH die Follikelreifung im Ovar, also die Reifung des Follikels zum sprungreifen Graaf-Follikel mit einer befruchtungsfähigen Eizelle. LH ist für die Ovulation von Bedeutung.

Prolaktin als weiteres hypophysäres Hormon reguliert u.a. die Brustdrüsenentwicklung und die Milchsekretion. Steigt das Prolaktin an, dann kann die Follikelreifung im Ovar gehemmt werden. Prolaktin ist ein Streßhormon. Wie aus den folgenden Kapiteln hervorgeht, kann es unter sportlicher Belastung und Wettkampfstreß erheblich ansteigen und damit möglicherweise auf die Ovarialfunktion Einfluß nehmen.

Im Gegensatz zu den Gonadotropinen wird Prolaktin hypothalamisch durch den sog. prolaktininhibierenden Faktor (PIF) reguliert: PIF ist also kein Freisetzungshormon wie LH-RH, sondern ein Hemmhormon; ist der PIF-Spiegel im Blut hoch, sinkt der Prolaktinspiegel ab. Im Gegensatz zum LH-RH, das 1971 isoliert identifiziert und synthetisiert werden konnte, ist der PIF letztlich noch nicht bekannt: Man weiß lediglich, daß er mit Dopamin zusammenhängt.

Die Ovarien synthetisieren wie Nebennierenrinde und Hoden weibliche (Östrogene und Gestagene) und männliche Sexualsteroide (Androgene). Je nach Enzymmuster überwiegt in diesen Organen die Produktion der weiblichen oder männlichen Keimdrüsenhormone. Östrogene, Gestagene und Androgene können auf hypophysärer und hypothalamischer Ebene regulierend eingreifen. Über sog. ultrakurze, kurze und lange Rückkopplungsmechanismen steht jedes Organ durch seine spezifischen Hormone mit den anderen Organen in Verbindung: Man spricht vom Regelkreis der Hypothalamus-Hypophysen-Ovar-Achse.

Andere endokrine Organe wie Schilddrüse, Nebenniere oder Pankreas können mit ihren Hormonen in diesen Regelkreis eingreifen und evtl. Störungen des reproduktiven Systems hervorrufen.

Hormonspiegel von der Fetalzeit bis zur Adoleszenz

Die hormonale Aktivität des Menschen beginnt bereits im Mutterleib: Der männliche Fetus ist bereits in der 11. - 17. Schwangerschaftswoche in der Lage, aktiv Testosteron zu produzieren. Das hat weitreichende Konsequenzen: Unter dem Einfluß des Testosterons entwickelt sich das indifferente äußere Genitale zum Penis und Scrotum. Fehlt dieser Testosteronstimulus, entwickelt sich beim männlichen Feten äußerlich ein weibliches Genitale (testikuläre Feminisierung). Entsprechendes gilt für den weiblichen Feten: Produziert der weibliche Fetus beispielsweise über die Nebennierenrinde zuviel Androgene, entwickelt sich äußerlich ein männlicher Phänotypus mit verschiedenen Übergangsformen des Intersexes (adrenogenitales Syndrom). Erfolgt die Androgenstimulation erst nach abgeschlossener Genitaldifferenzierung, kommt es zu den zuvor bereits angesprochenen Virilisierungserscheinungen mit Hirsutismus, Akne, Seborrhö und evtl. einer Klitorishypertrophie.

Fazit: Die Hormonproduktion des Menschen beginnt bereits im Mutterleib. Sie muß gleichgeschlechtlich sein, damit sich entsprechend dem männlichen oder weiblichen Chromosomensatz ein weiblicher oder männlicher Phänotypus entwickeln kann.

Wie aus Abb. 3 hervorgeht, kommt es bereits in der Fetalzeit sowohl bei FSH wie LH zu einer erheblichen Produktion und Sekretion. Man findet Werte, wie sie später nur noch bei der geschlechtsreifen Frau wiedergefunden werden. Unter dem Einfluß der steigenden Östradiolspiegel fallen FSH und LH im weiteren Verlauf der Fetalzeit wieder ab. In dieser letzten Phase der Fetalzeit wird die sog. negative Rückkopplung zwischen den Steroidhormonen und den Gonadotropinen eingeleitet. Diese ist für die weitere Entwicklung der Gonadenfunktion von Bedeutung. Mit der Ausstoßung der Plazenta bei der Geburt kommt es zu einem extremen Abfall der plazentaren Östrogene und Gestagene. In der Kleinkindzeit besteht dann nochmals eine ausgeprägte endokrine Aktivität von Östradiol, FSH und LH. Es folgt eine Phase der relativen hormonalen Ruhe: Östradiol, FSH- und LH-Spiegel sinken stark ab. Welche Faktoren dafür verantwortlich sind, ist bis heute nicht bekannt. Während der Pubertät steigen zunächst FSH, dann LH und letztlich Östradiol wieder an, bis alle Hormonspiegel Plateauwerte erreicht haben. Erreicht Östradiol einen bestimmten Schwellenwert (ca. 150 pg/ml), kommt es zur ersten Regelblutung (Menarche).

Auch bei agonadalen Patienten, also Patienten mit angeborenem Ausfall der Keimdrüsen, findet man die charakteristische biphasische FSH- und LH-Sekretion von der Kleinkindzeit über die Kindheit bis zur Pubertät: Diese biphasische LH- und FSH-Sekretion zwischen dem 1. und 15. Lebensjahr läuft also offensichtlich ohne hormonale Rückkopplung durch Sexualsteroide ab. Es handelt sich um einen autonomen Prozeß, der durch übergeordnete Funktionen reguliert wird.

Entsprechend den geschilderten Hormonveränderungen kommt es während der Entwicklung von der Prä- zur Postpubertalzeit zu einem Reifungsprozeß der Hypothalamus-Hypophysen-Achse: Die hypophysäre FSH-Stimulierbarkeit auf hypothalamisches LH-RH nimmt in der Präpubertalphase deutlich zu, fällt dann ab und erreicht ein Plateau. Dagegen steigt die LH-Stimulierbarkeit an, um in der Postpubertalphase erhöhte Plateauwerte zu erreichen (Abb. 4). Wahrscheinlich ist die überschießende FSH-Stimulierbarkeit für die Ausreifung der zunächst hormonal wenig aktiven Follikel beim präpubertalen Mädchen verantwortlich.

Entwicklung und Reifung des reproduktiven Systems (nach Grumbach et al. 1974)

Wie aus Abb. 5 hervorgeht, ist auf der senkrechten Achse die relative Sensitivität, also die Ansprechbarkeit des Gonadostaten (Hypothalamus-Hypophysen-Einheit) auf die negative Sexualhormonrückkopplung aufgezeichnet. Im Plusbereich sprechen die hypophysären Gonadotropine auf Östrogene stark an, d.h. es werden nur geringe Mengen von Östrogenen benötigt, um die hypophysären Gonadotropine zu unterdrücken (hohe Sensitivität). Im Minusbereich braucht man wesentlich größere Mengen von Östradiol, um die hypophysären Gonadotropine zu supprimieren (niedrige Sensitivität).

In der Fetalzeit sowie der Erwachsenen- und Adoleszenzphase werden hohe Mengen von

Sexualsteroiden benötigt, um die Hypothalamus-Hypophysen-Funktion zu supprimieren. Dagegen reichen in der Kleinkindzeit und in der Kindheit geringe Sexualsteroidmengen zur Suppression des Gonadostaten aus.

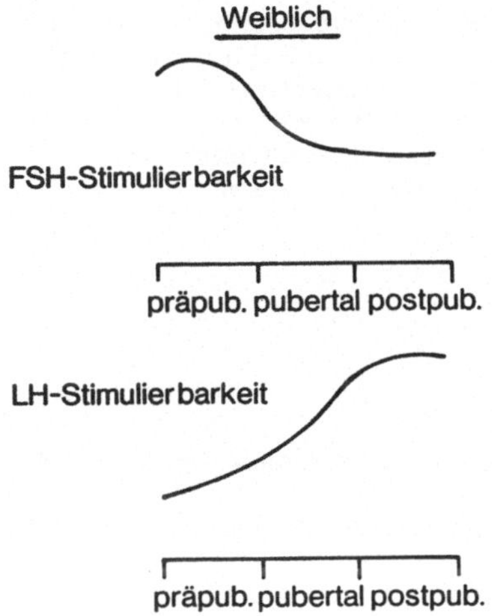

Abb. 4. Schematische Darstellung der Änderung der hypophysären FSH- und LH-Stimulierbarkeit auf hypothalamisches LH-Releasinghormon von der Prä- zur Postpubertalphase. (Nach Daten von Schönberg u. Winkler et al., zit. nach KELLER et al. 1980)

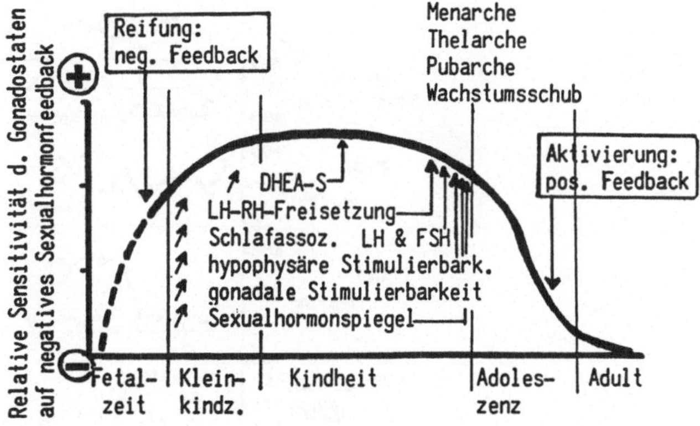

Abb. 5. Entwicklung der negativen und positiven Rückkopplungsmechanismen von der Fetalzeit bis zum Erwachsenenalter. (Mod. nach GRUMBACH et al. 1974)

Chronologisch ergibt sich folgendes: Die negative Rückkopplung zwischen Östrogenen und Gonadotropinen wird in der Fetalzeit ausgebildet. Die Phase der Kleinkindzeit und der frühen Kindheit ist hormonal relativ inaktiv. In der späten Kindheit überschlagen sich die Ereignisse. Zunächst werden vermehrt adrenale Androgene sezerniert, im wesentlichen Dehydroepiandrosteronsulfat. Diese vermehrte Androgensekretion bewirkt zum einen den Wachstumsschub, zum anderen die Ausbildung der weiblichen Schambehaarung.

Etwas später beginnt der Nucleus arcuatus vermehrt LH-RH freizusetzen. Es kommt zunächst nur während der nächtlichen Schlafperioden bei den Mädchen zur vermehrten LH- und FSH-Ausschüttung. Im Verlauf der weiteren Entwicklung erfolgt die LH- und FSH-Sekretion dann rund um die Uhr und zwar in pulsatiler Form. Auch nimmt die hypophysäre FSH- und LH-Stimulierbarkeit auf LH-RH zu. Gleichzeitig kommt es in dieser Phase zur erhöhten gonadalen Stimulierbarkeit sowie zum Anstieg des Östradiols, bis die Menarche eintritt. Zunächst überwiegen anovulatorische Zyklen (Zyklen ohne Eisprung), dann Zyklen mit Corpus-luteum-Insuffizienz (Gelbkörperschwäche), und erst am Ende der Adoleszenz treten regelmäßige ovulatorische Zyklen (Zyklen mit Eisprung) auf. In dieser Zeit wird der sog. positive Rückkopplungsmechanismus aktiviert: Überschreitet das Östradiol Schwellenwerte von 150 pg/ml, werden die Gonadotropine nicht mehr supprimiert, sondern stimuliert.

Hormonale Veränderungen im normalen, ovulatorischen Zyklus

Wesentliche Ereignisse im normalen ovulatorischen Zyklus sind (Abb. 6):

1. Perimenstrueller FSH-Anstieg, der im Sinne eines Triggermechanismus zum Ausreifen des sprungreifen Follikels führt;
2. präovulatorischer Östradiolgipfel, der im Sinne der positiven Rückkopplung die mittzyklischen FSH- und LH-Gipfel auslöst;
3. mittzylischer FSH- und LH-Gipfel, der die Ovulation induziert;
4. ausreichend hohe und lang genug andauernde Progesteronbiosynthese in der zweiten Zyklushälfte im Sinne der normalen Corpus-luteum-Funktion.

Die Basaltemperaturkurve ist ein guter Parameter zur Abklärung des Zyklusgeschehens.

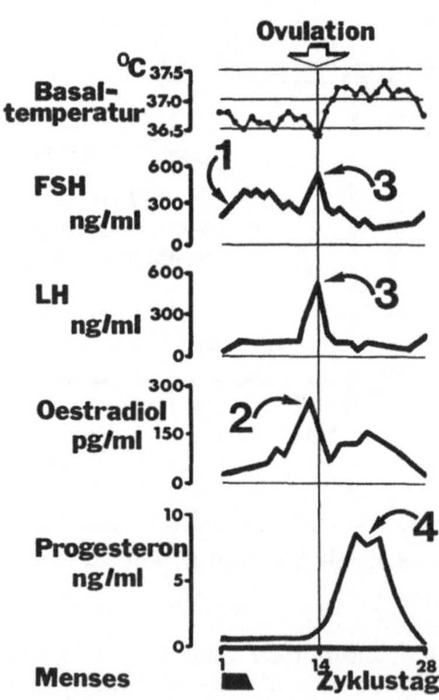

Abb. 6. Plasmahormonspiegel während des normalen, menstruellen Zyklus. (Die Ziffern weisen auf die wesentlichen Ereignisse im Zyklus hin, s. Text)

Durch den thermogenetischen Effekt von Progesteron steigt die Temperatur in der zweiten Zyklushälfte an. Zum Nachweis einer normalen Corpus-luteum-Funktion wird eine Temperaturerhöhung über mindestens 12 Tage gefordert.

Konzept der Zyklusregulation (nach Knobil 1980)

Drei wesentliche Komponenten sind an der Zyklusregulation beteiligt: 1. Der Nucleus arcuatus des Hypothalamus, 2. die gonadotropen Zellen der Hypophyse und 3. die Ovarien.

Die zentrale Komponente bei der Zyklusregulation ist der Nucleus arcuatus. Er veranlaßt beim Menschen in etwa 1 - 2stündigen Abständen eine pulsatile LH-RH-Freisetzung in das hypophysäre Pfortadersystem. Dadurch wird eine Steigerung der FSH- und LH-Synthese erreicht, bis es schließlich zur pulsatilen Gonadotropinfreisetzung kommt.

Die Follikel reagieren darauf mit Größenzunahme und somit auch mit verstärkter Östradiolproduktion. Wird ein Schwellenwert von 150 pg/ml überschritten, kommt es zur Freisetzung der präovulatorischen LH- und FSH-Gipfel. Bei diesen Vorgängen wird die Menge an LH-RH, die vom Nucleus arcuatus sezerniert wird, nicht verändert.

Der sprungreife Follikel reagiert prompt auf die LH-und FSH-Stimulation mit der Ovulation und der sich anschließenden Ausbildung des Corpus luteum. In dieser Phase blockiert Progesteron die weitere Ausbildung von Follikeln, bis es zur Luteolyse und zur Menstruation kommt.

Das Ovar ist der Zeitgeber für den Menstruationszyklus. Dagegen erhält der Nucleus arcuatus des Hypothalamus durch die konstante pulsatile LH-RH-Freisetzung die sekretorische Kapazität des Hypophysenvorderlappens aufrecht: Man spricht von der permissiven Funktion des Nucleus arcuatus bei der Kontrolle des Menstruationszyklus.

Der Nucleus arcuatus unterliegt seinerseits Einflüssen, die beispielsweise Änderungen in der Frequenz der pulsatilen LH-RH-Freisetzung bewirken können. Dies kann zu Funktionsstörungen des Zyklus führen.

Damit lassen sich bestimmte hormonale Veränderungen während der Pubertät erklären: In der Kindheit wird die LH-RH-Sekretion durch derzeit noch nicht bekannte Mechanismen unterdrückt. Dies wird besonders beim Abfall der Gonadotropine zwischen dem 4. und 10. Lebensjahr deutlich (Abb. 3). Diese Unterdrückung fällt im Laufe der Pubertät sukzessive weg, bis sich letztlich die pulsatile LH- und FSH-Freisetzung einstellt.

Schlußbemerkung

Ungeklärt bleibt, welche Faktoren den zeitgerechten Ablauf der Reifung der Hypothalamus-Hypophysen-Ovar-Achse von der Fetalzeit über die Kindheit bis zur geschlechtsreifen Frau gewährleisten. Das Konzept der Reifung und die endokrine Regulation des Menstruationszyklus sind kompliziert. Dies unterstreicht nachdrücklich die Schwierigkeiten, die bei der Interpretation von Hormonstörungen unter sportlicher Höchstbelastung entstehen.

Literatur

Grumbach MM, Grafe GB, Mayer FE (Hrsg) (1974) Control on the onset of puberty. Veiley, New York

Gupta D (Hrsg) (1981) Hormone im Kindesalter. Schattauer, Stuttgart New York

Gupta D, Keller E, Lenau H (Hrsg) (1984) Pubertät. Attempto, Tübingen

Keller E et al. (1980) Endokrinologie des Ovars. In: Gupta D (Hrsg) Hormone im Kindesalter. Schattauer, Stuttgart New York

Knobil E (1980) The neuroendocrine control of the menstrual cycle. Recent Prog Horm Res 36:53-88

Exercise-Induced Changes in Gonadotropin Secretion Patterns: A Possible Mechanism for Menstrual Cycle Disturbances

H.A. KEIZER

Introduction

The hormone concentrations in peripheral blood fluctuate at different frequencies. In principle, three types of secretion patterns may be distinguished:

1. Low-frequency changes, which represent changes in the mean daily plasma hormone concentration during the menstrual cycle;
2. High-frequency changes, superimposed on the low-frequency changes. To date, it is well recognized that many hormones, including luteinizing hormone (LH), follicle-stimulating hormone (FSH), estradiol (E_2), prolactin (PRL), and progesterone (P) are secreted in a characteristic pulsatile pattern (YEN et al. 1972a and b; SANTEN and BARDIN 1973; KORENMAN and SHERMAN 1973; LENTON et al. 1978, 1979; BACKSTROM et al. 1982);
3. Changes of intermediate frequency, called "diurnal" or "circadian" because they recur every 24 h; in women, diurnal changes are found for LH, FSH, E_2, and PRL (BACKSTROM et al. 1982).

High-frequency changes in plasma concentration of gonadotropins are due to changes in the episodic secretion pattern of gonadotropin-releasing hormone (GnRH) (YEN et al. 1972a and b; SANTEN and BARDIN 1973; SHAW 1978). In women, the frequency and magnitude of the gonadotropin pulses vary both between and within individuals (with the phase of the menstrual cycle). The frequency of the LH pulses has been reported to increase significantly from the early follicular to the late follicular phase of the cycle (from about one pulse per 2 h to 1 - 2 per 2 h). During the luteal phase this frequency is much lower than during any stage of the follicular phase (YEN et al. 1972a and b; SHAW et al. 1974; SHAW 1978; LENTON et al. 1979; BACKSTROM et al. 1982). The pattern of the changes of the plasma FSH concentration has been reported to be very similar to that of LH throughout the menstrual cycle (YEN et al. 1972a and b; BACKSTROM et al. 1982).

The number of pulses of FSH increases from about one per 3 h in the early follicular phase to about 1 - 2 per 2 h in the mid- and late follicular phases, while it drops to very low levels in the luteal phase (BACKSTROM et al. 1982). It is believed that during spontaneous cycles the varying LH and FSH levels result from complex positive and negative feedback actions of ovarian sex steroids on hypothalamic GnRH secretion and the pituitary cell responses to this hormone (SHAW 1978).

Since intense physical training may disturb the normal menstrual cycle, it is tempting to speculate that these disturbances may originate from the hypothalamic pituitary axis. This hypothesis may be deduced from the fact that physical exercise has been reported to be a powerful stimulus for increasing the plasma concentrations of sex hormones, PRL (JURKOWSKI et al. 1978; BONEN et al. 1979; BRISSON et al. 1980; KEIZER 1983), and endogenous opiates (CARR et al. 1981), which might interfere with the normal pulsatile secretion pattern of LH and FSH. The aim of the present study, therefore, was to investigate the influence of prolonged (bicycle) ergometric exercise on pulsatile secretion patterns of LH and FSH in young women with normal menstrual cycles.

Materials and Methods

Subjects

Seven healthy moderately trained women (mean age 22.1 ± 2.3 years) agreed to participate. The nature and intent of the study was carefully explained to each individual before she gave her written consent. All had normal menstrual cycles (28 ± 4 days). In the experimental cycle, the presumed evidence of ovulation was detected by serial measurement of plasma P levels (data not shown).

Experimental Procedures

On the test day, after an overnight fast, the subjects came to the laboratory between 7:30 and 8:30 a.m. Each of them were in the 7th - 10th day of their menstrual cycle. A teflon catheter was inserted into an antecubital vein, which was kept patent by a slowly dripping saline infusion. Then, while the subjects rested (120 min), a standardized breakfast was provided.

The exercise test consisted of a bicycle ergometer ride (15 min consecutive workloads of 60 %, 70 %, 80 % and eventually 90 % VO_2max) till exhaustion, followed by a 2 h rest period. Throughout the study, blood (5 ml) was collected every 15 min from the indwelling catheter. Each sample (except for the initial 1-2 ml) was immediately injected into heparinized glass tubes, and then placed in an ice bath. After centrifugation (2° C), plasma was collected and stored at -20° C until assayed. The remaining 1 ml blood was allowed to clot at room temperature. After centrifugation, the serum was collected for measurement of total protein. The plasma LH and FSH concentrations were measured by commercially available radioimmunoassays (Ire, Belgium). Cross-reactivity with other hormones is insignificant, except for HCG, which cross-reacts 100% with LH. All samples from each subject were processed in the same assay and were performed in duplicate. The interassay coefficients of variation varied between ± 8.7 % and ± 5.7 % for low and high concentrations, respectively. The intraassay coefficients of variation were ± 5.0 % and ± 4.3 % for LH and FSH, respectively. All exercise and postexercise values were corrected for changes in hemoconcentration by the total protein method. For this purpose, the means of the preexercise total protein values were used as reference.

Data Analysis

For each individual, the data were plotted as hormone concentrations versus time. To analyse the frequency and amplitude of secretory periods, a hormone pulse was defined as occurring when the hormone concentration of a sample exceeded the previous concentration by at least twice the intraassay coefficient of variation. Thus, LH and FSH pulses were considered when the plasma concentration increased by more than 10.0 % and 8.6 %, respectively. The pulse frequency was determined during the pre- and postexercise periods separately. The pulse amplitude was calculated from nadir to peak of the pulse and expressed in IU l^{-1}. The pulse increment was calculated as the relative difference (percent) in concentration between peak and nadir of a pulse. In addition, for each individual the pre- and postexercise periods were compared for each hormone by multiple paired t-tests, using the last pre- and the first postexercise values only. The general trends of the changes in hormone concentrations before and after exercise were graphically depicted, using techniques of exploratory data analysis (i.e., exploratory trend analyses).

Results

The volunteers in this part of the study were in the follicular phase of their menstrual cycle. The experiments were necessarily performed on different days in the follicular phase, which probably introduced marked differences in plasma E_2 levels.

Subjects 1006, 1012, and 1023 were investigated on the 8th day of their menstrual cycle, whereas subjects 1002, 1010, 1022, and 1024 were investigated on the 10th or 11th (1022) day of their cycles. Except for subject 1023, all investigations started between 7:30 and 8:30 a.m. Subject 1022 had to be studied between 12:00 a.m. and 5:00 p.m.

The results of this study show a wide interindividual variation in pre- and postexercise gonadotropin levels. Therefore, because statistical analyses of the whole group could easily mask the typical individual responses to exercise, all individual pre- and postexercise values are given (Figs. 1 - 7). Data concerning pulse frequency, amplitude, and increment of LH and FSH before and after exercise are depicted in Tables 1 and 2. For the purpose of this study, a hormone pulse was defined as occurring when the hormone concentration of a sample exceeded the previous concentration by at least twice the intraassay coefficient of variation. The pulse amplitude was calculated from nadir to peak of the pulse, whereas the pulse increment was calculated as the relative (percentage) difference between peak and nadir of a pulse.

From Table 1, it can be observed that the mean postexercise values for pulse frequency, amplitude, and increment of LH were increased compared to the preexercise values, whereas the values pulse frequency, amplitude, and increment of FSH did not differ (Table 2).

The mean pre- and postexercise LH, FSH, and E_2 levels are depicted in Table 3. It can be observed that, in two cases (subjects 1002 and 1010), the mean postexercise LH values were significantly ($P < 0.05$) higher than the preexercise values.

In two subjects (1012 and 1022), the mean postexercise FSH values exceeded the preexercise values significantly ($P < 0.001$), while in one subject (1024) this value decreased ($P < 0.01$).

Trend analysis (Fig. 8) showed a rise in plasma LH levels just before and after exercise. For FSH such a phenomenon could not be observed.

Discussion

The findings in this study are preliminary. They seem to indicate that physical exercise is able to induce marked changes in gonadotropin secretion patterns during and after exercise. However, due to the wide variation in secretion patterns and the relatively small number of subjects, adequate statistical analysis could not be performed. Therefore, simple analyses (multiple paired t-tests) were used to evaluate possible trends.

In general, the pulse amplitude and pulse increment of LH was enhanced after physical exercise. No changes in pulse frequency, pulse amplitude, and pulse increment of FSH could be observed.

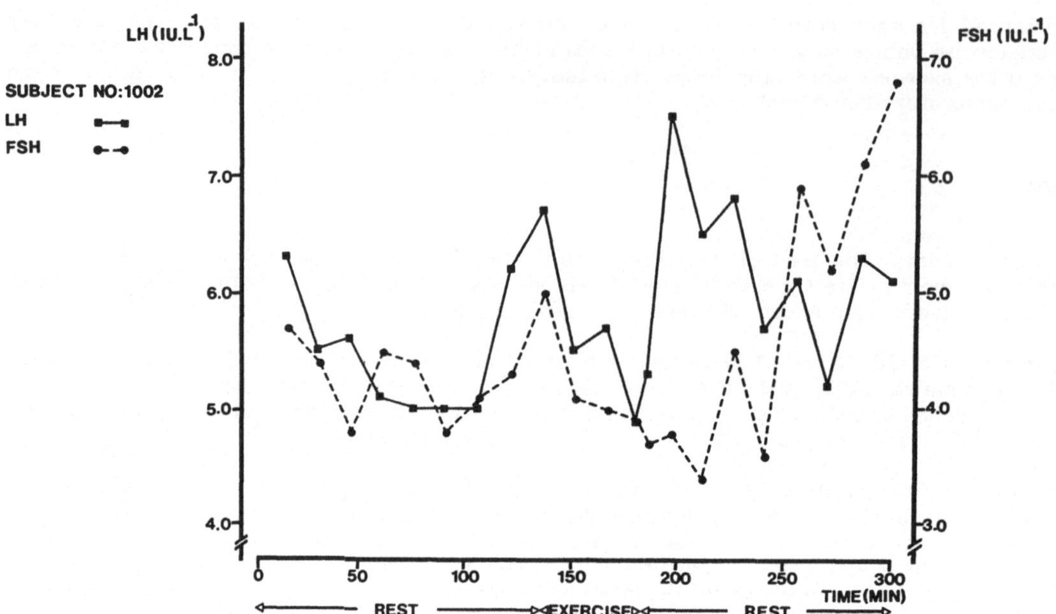

Fig. 1. Changes in plasma LH and FSH concentrations before, during, and after physical exercise in subject 1002

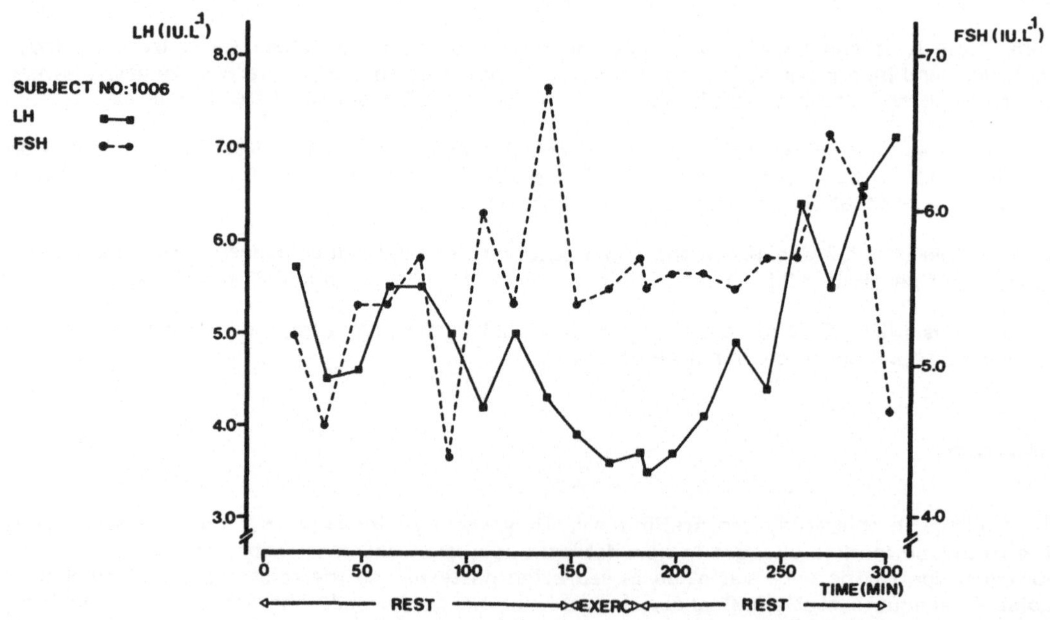

Fig. 2. Changes in plasma LH and FSH concentrations before, during, and after physical exercise in subject 1006

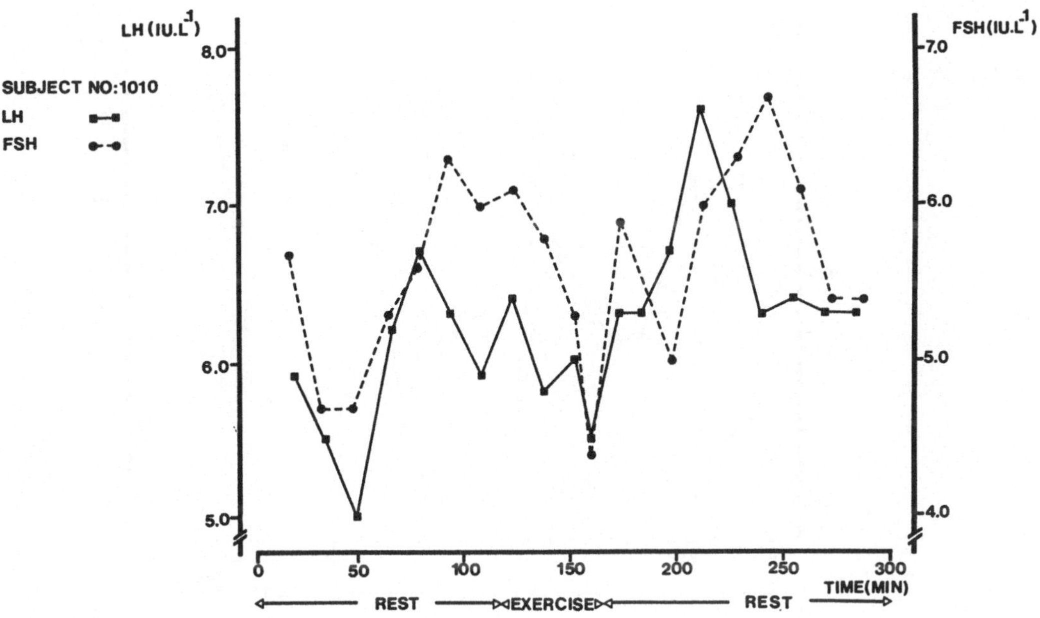

Fig. 3. Changes in plasma LH and FSH concentrations before, during, and after physical exercise in subject 1010

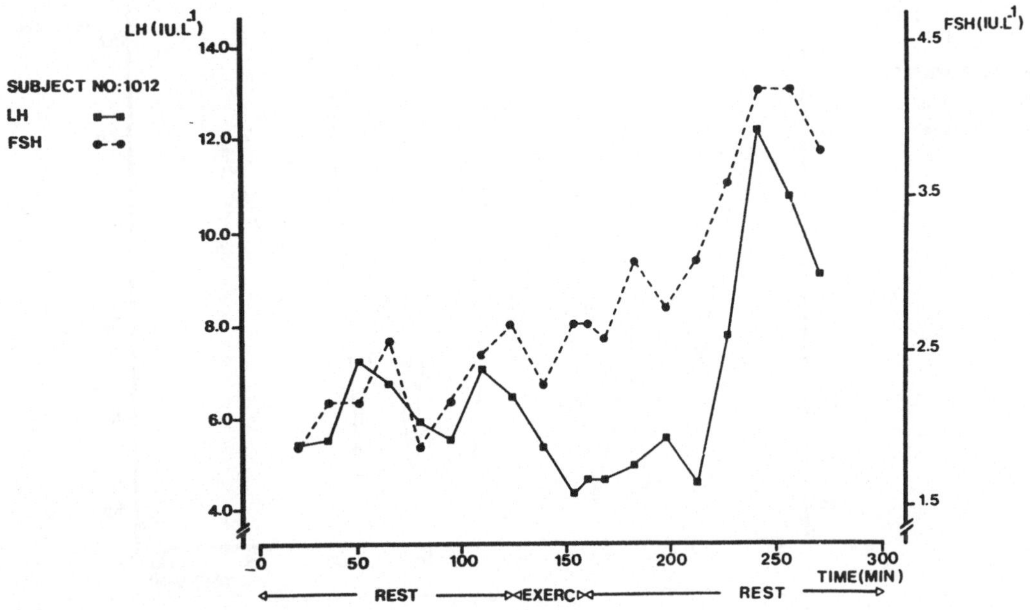

Fig. 4. Changes in plasma LH and FSH concentrations before, during, and after physical exercise in subject 1012

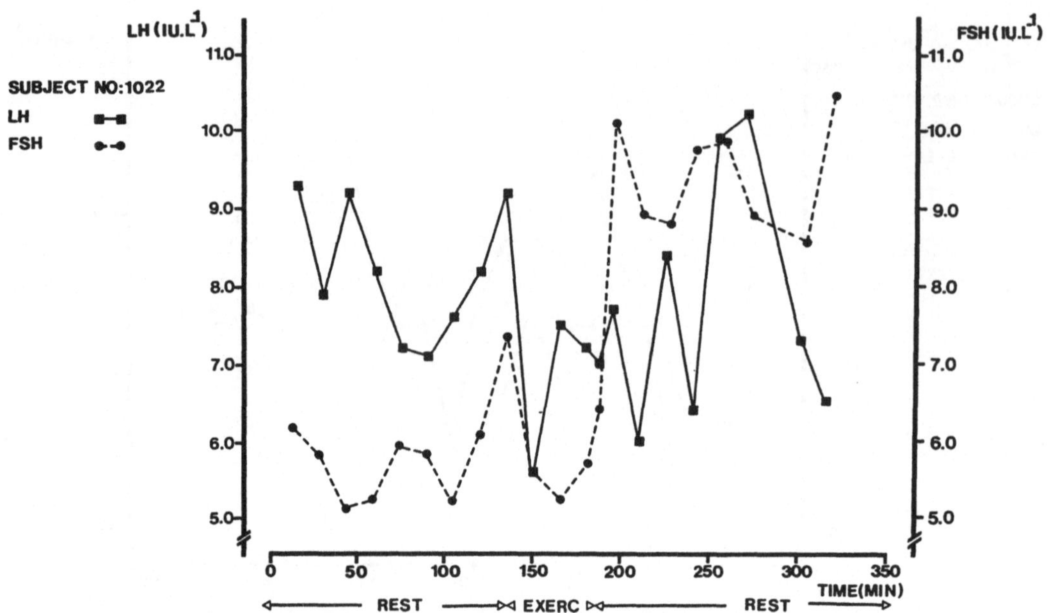

Fig. 5. Changes in plasma LH and FSH concentrations before, during, and after physical exercise in subject 1022

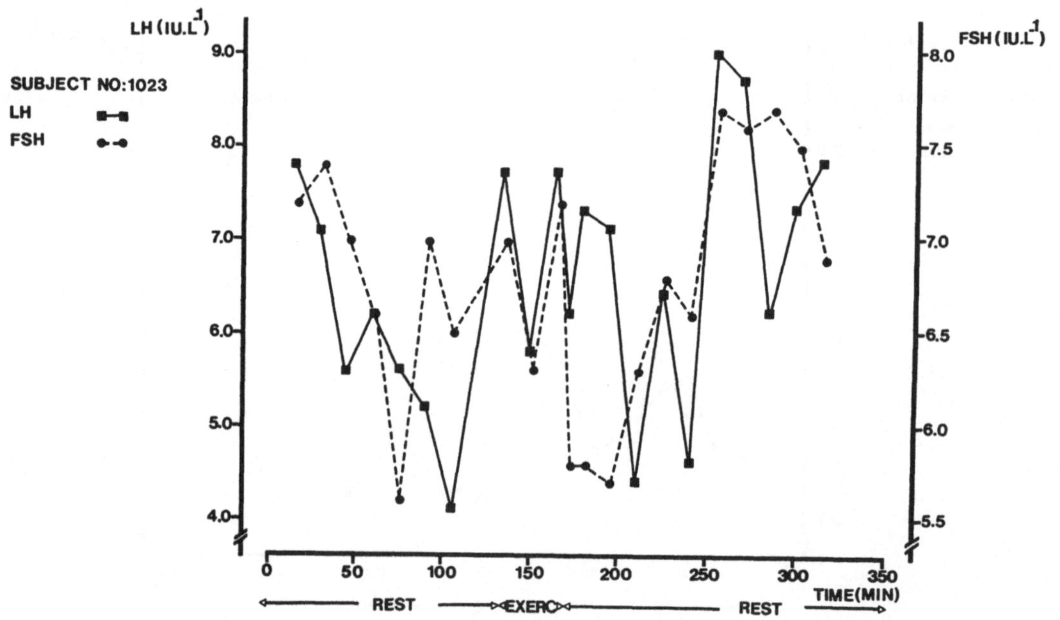

Fig. 6. Changes in plasma LH and FSH concentrations before, during, and after physical exercise in subject 1023

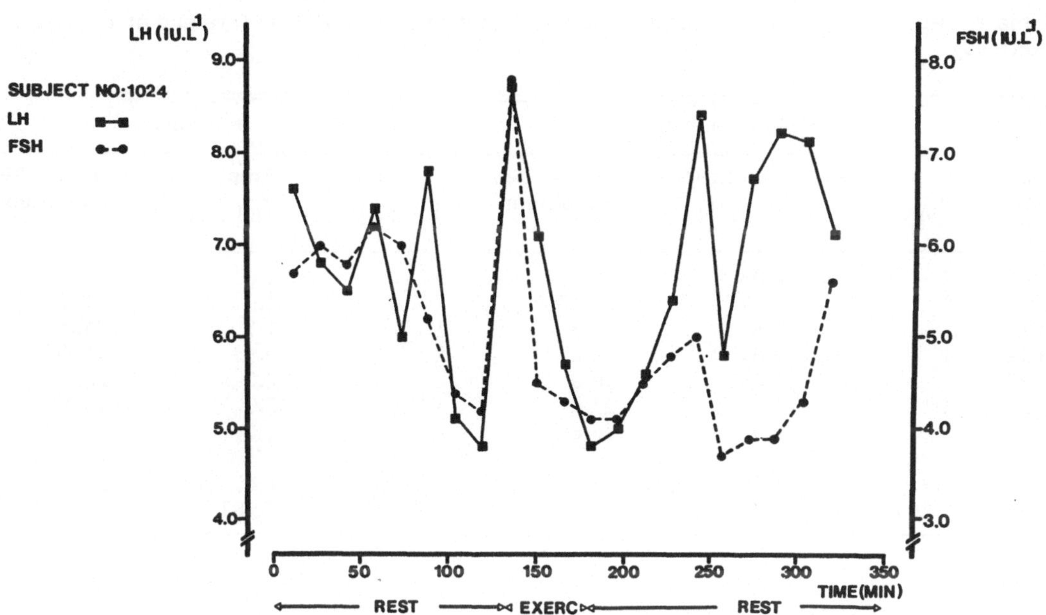

Fig. 7. Changes in plasma LH and FSH concentrations before, during, and after physical exercise in subject 1024

Table 1. Pulse frequency, amplitude, and increment of plasma LH before and after physical exercise

	Pulse before exercise			Pulse after exercise		
Subject code	Frequency [in 2 h]	Amplitude [IU l^{-1}]	Plasma LH increment [%]	Frequency [in 2 h]	Amplitude [IU l^{-1}]	Plasma LH increment [%]
1002	1	1.7	34.0	2	1.85	26.9
1006	2	0.9	20.6	2.5	1.67	38.2
1010	1	1.7	34.0	1	1.3	20.6
1012	2	1.65	30.0	2	4.2	96.4
1022	2	1.7	23.0	2	2.1	34.1
1023	1	3.6	87.8	2	3.3	86.4
1024	3	3.3	41.7	2	2.6	50.4
$\bar{x}$	1.71	2.08	38.8	1.93	2.43	50.4
SEM	0.265	0.34	7.98	0.158	0.357	10.39

Table 2. Pulse frequency, amplitude, and increment of plasma FSH before and after physical exercise

Subject code	Pulse before exercise: Frequency [in 2 h]	Amplitude [IU l^{-1}]	Plasma FSH increment [%]	Pulse after exercise: Frequency [in 2 h]	Amplitude [IU l^{-1}]	Plasma FSH increment [%]
1002	2	0.95	25.0	3	1.63	41.4
1006	3	1.37	28.73	1	1.2	21.0
1010	1	1.6	37.2	1	1.7	34.0
1012	1	2.65	39.4	2	0.95	34.6
1022	2	1.25	30.0	2	2.5	28.8
1023	1	1.4	25.0	1	2.0	14.3
1024	1	2.3	54.8	2	1.4	36.6
$\bar{x}$	1.71	1.64	34.3	1.71	1.62	30.1
SEM	0.265	0.213	3.73	0.265	0.181	3.32

Table 3. Plasma LH, FSH, and E_2 concentrations ($\bar{x} \pm$ SEM) before and after exercise[a]

Subject code	LH [IU l^{-1}] Before	LH [IU l^{-1}] After	FSH [IU l^{-1}] Before	FSH [IU l^{-1}] After	E_2 [nmol l^{-1}] Before	E_2 [nmol l^{-1}] After
1002	5.5±0.26	6.3±0.25*	4.3±0.14	4.9±0.45	0.07±0.002	0.09±0.006*
1006	4.8±0.21	5.3±0.44	5.6±0.68	5.8±0.18	0.18±0.009	0.21±0.008*
1010	6.0±0.19	6.6±0.17*	5.6±0.22	5.8±0.2	0.33±0.04	0.25±0.01
1012	6.2±0.25	7.4±1.05	2.3±0.11	3.4±0.22***	0.63±0.012	0.66±0.04
1022	8.1±0.28	8.1±0.54	4.7±0.22	7.6±0.18***	0.13±0.008	0.15±0.005**
1023	5.9±0.4	6.7±0.6	6.7±0.19	6.8±0.29	0.09±0.29	0.12±0.007**
1024	6.6±0.47	6.9±0.48	5.7±0.4	4.3±0.16**	0.31±0.008	0.37±0.02*

[a]The values represent the mean of the last eight values before and the mean of the first eight values after exercise. Significance is denoted by * where $0.05 > P < 0.01$; ** where $0.01 > P < 0.001$; and ***where $P < 0.001$

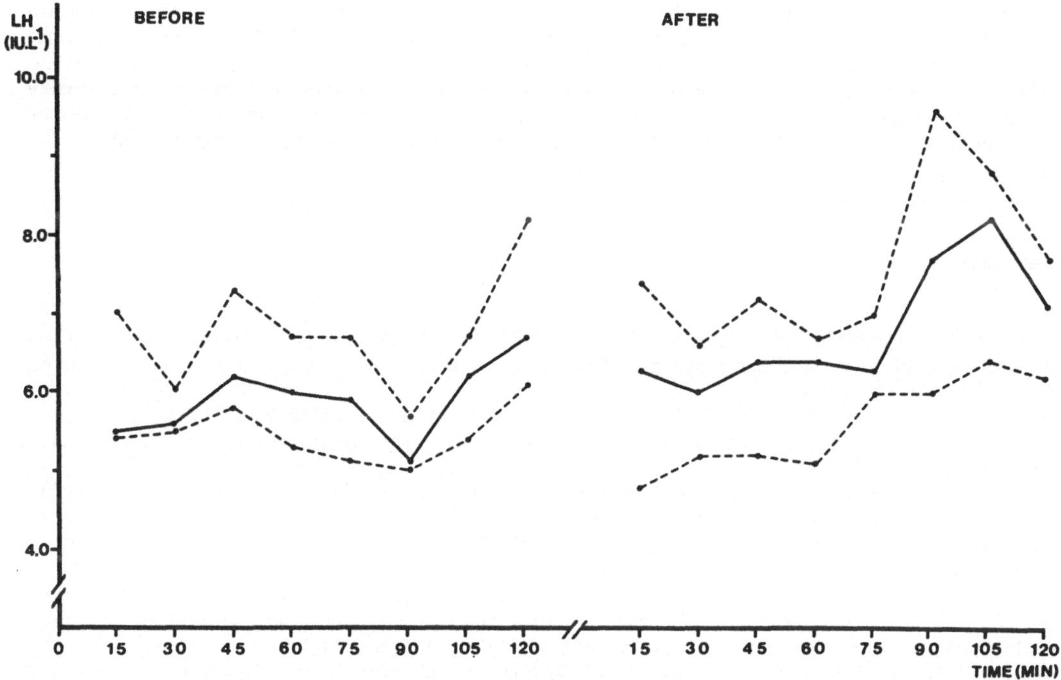

Fig. 8. Pre- and postexercise plasma LH concentrations in seven women in the follicular phase of the menstrual cycle. The solid line represents the median of all LH concentrations, the dotted lines represent the second and third quartiles, respectively

Individual results showed marked differences in response patterns after physical exercise. Both enhanced mean postexercise LH and FSH levels were observed, causing an increased or decreased LH/FSH ratio. It is well recognized that a sampling period of 2 h is too short to gather appropriate results about gonadotropin secretion patterns. Nevertheless our data agree well with those of other investigators (BACKSTROM et al. 1982; DMOWSKI et al. 1983). They found an LH and FSH pulse frequency of about 4 - 5 per 6 h; we calculated a mean preexercise LH and FSH pulse frequency of 5.2 in 6 h.

During exercise in almost all subjects, the normal LH secretion pattern disappeared, although the degree of this disappearance differed from subject to subject. The depression of the LH secretion during and directly after exercise may be explained by the greatly enhanced E_2 concentration, which is thought to inhibit gonadotropin secretion at the hypothalamic pituitary level (KNOBIL 1980). The differing responses of the plasma LH and FSH levels to inhibitory factors may be explained by the much lower metabolic clearance rate of FSH (TRAGER 1977). The interindividual variation in gonadotropin response before, during, and after exercise, as found in the present study, may be explained by differences in hypothalamic pituitary sensitivity to changes in E_2 levels.

Since E_2 exerts both a negative inhibitory effect and a positive stimulatory effect on LH secretion (which is dependent on the "estrogenic state" of the subject), an increase as well as a decrease in LH secretion can be expected after a rise in E_2 levels. During the 2-h period after physical exercise, we observed a slightly increased LH/FSH ratio in three out of seven subjects, whereas in all subjects a postexercise rebound in LH levels was observed. Recently,

JUDD and coinvestigators (1978) showed a similar effect after withdrawal of a dopamin infusion in fertile women. The LH rebound clearly exceeded the FSH rebound and was most pronounced near midcycle. These observations might suggest that after physical exercise the LH/FSH ratio increases. The magnitude of this increase will probably depend on the intensity and duration of the exercise (i.e., the inhibitory factors) and the relation between the phase of the menstrual cycle and the moment of the exercise. This remains to be determined.

References

Backstrom CT, McNeilly AS, Leask RM, Baird DT (1982) Pulsatile secretion of LH, FSH, prolactin, oestradiol and progesterone during the human menstrual cycle. Clin Endocrinol 17:29-42

Bonen A, Ling WY, MacIntyre KP, Neil R, McGrail JC, Belcastro AN (1979) Effects of exercise on the serum concentrations of FSH, LH, progesterone and estradiol. Eur J Applied Physiol 42:15-23

Brisson GR, De Caruifel DR, Brault J, Volle MA, Audet A, Desharnais M, Lefrançois C (1981) Circulating delta-4-androgen levels and bicycle exercise in trained young men. In: Poortsmans J, Nisset G (eds) Biochemistry of Exercise vol IVb. University Park Press, Baltimore

Carr DB, Bullen BA, Skrinar GA, Arnold MA, Rosenblatt M, Beitins IZ, Martin JB, McArthur JW (1981) Physical conditioning facilitates the exercise-induced secretion of beta-endorphin and beta-lipotropin in women. N Engl J Med 305:560-563

Dmowski WP, Headley S, Radmanska E (1983) Effects of danazol on pulsatile gonadotropin patterns and on serum estradiol levels in normally cycling women. Fertil Steril 39:49-55

Judd SJ, Rakoff JS, Yen SSC (1978) Inhibition of gonadotropin and prolactin release by dopamin: Effect of endogenous estradiol levels. J Clin Endocrinol Metab 117:494-498

Jurkowski JE, Jones LN, Walker WC, Younglai EV, Sutton JR (1978) Ovarian hormonal responses to exercise. J Appl Physiol 44:109-114

Keizer HA (1983) Hormonal responses in women as a function of physical exercise and training. Thesis, Maastricht

Knobil E (1980) The neuroendocrine control of the menstrual cycle. Recent Prog Horm Res 36:53-88

Korenman SG, Sherman BM (1973) Further studies of gonadotropin and estradiol secretion during the pre-ovulatory phase of the menstrual cycle. J Clin Endocrinol Metab 36:1205-1209

Lenton EA, Cooke ID, Sampson GA, Sexton L (1978) Oestradiol secretion in men and pre-menopausal women. Clin Endocrinol (Oxf) 9:37-47

Lenton EA, Brook LM, Sobowale O, Cooke ID (1979) Prolactin concentrations in normal menstrual cycles and conception cycles. Clin Endocrinol (Oxf) 10:383-391

Santen RJ, Bardin CW (1973) Episodic luteinizing hormone secretion in man. Pulse analyses, clinical interpretation, physiological mechanism. J Clin Invest 36:55-63

Shaw RW (1978) Neuroendocrinology of the menstrual cycle in humans. Clin Endocrinol Metab 7 (3):531-559

Shaw RW, Butt WR, London DR, Marshall JC (1974) Variation in response to synthetic luteinizing hormone-releasing hormone (LH-RH) at different phases of the same menstrual cycle in normal women. J Gynecol Obstet Biol Reprod (Paris) 81:632-639

Trager L (1977) Steroid Hormone. Springer, Berlin Heidelberg New York

Yen SSC, Tsai CC, Naftolin F, Vandenberg G, Ajabor L (1972a) Pulsatile patterns of gonadotropin release in subjects with and without ovarian function. J Clin Endocrinol Metab 34:671-676

Yen SSC, Vandenberg G, Rebar R, Ehara Y (1972b) Variation of pituitary responsiveness to synthetic LRF during different phases of the menstrual cycle. J Clin Endocrinol Metab 35: 931-934

Das Verhalten verschiedener Hormone und Stoffwechselparameter nach TRH-Stimulation und Ergometerbelastung bei Sportlerinnen

U. KORSTEN-RECK, P. SCHMID, M. BRECKWOLDT, P. BURMEISTER, D. ECKER, M. LEHMANN, J. KEUL

Einleitung

Das Hochleistungstraining, das heute meist schon sehr früh begonnen wird, ist einer von zahlreichen Faktoren, die den normalen Menstruationszyklus beeinflussen können. So ist bekannt, daß bei Sportlerinnen die Menarche später einsetzt als bei Untrainierten und gehäuft Zyklusstörungen vorkommen (BRISSON et al. 1980; DALE et al. 1979; v. WERDER et al. 1975, 1977).

Einige Autoren sehen als mögliche Ursachen für spät einsetzende Menarche, unregelmäßige Zyklen und sportbedingte sekundäre Amenorrhöen erhöhte Prolaktinspiegel an, hervorgerufen durch körperliches Training bzw. Muskelaktivität (BRISSON et al. 1980; DALE et al. 1979; MALINA et al. 1973; NOEL et al. 1972; SCHMID et al. 1982; v. WERDER et al. 1976, 1977). Die Prolaktinwerte unterliegen einem zirkardianen Rhythmus - nachts liegen sie höher. Die Basalwerte werden morgens zwischen 8 und 10 Uhr bestimmt.

Zu physiologischen Prolaktinerhöhungen kommt es während der Schwangerschaft, in der Stillperiode und unter Streßsituationen, wobei verstärktes körperliches Training für den weiblichen Organismus eine Streßsituation darstellt (BOYDEN et al. 1982; BRISSON et al. 1980; ROBYN et al. 1973; v. WERDER et al. 1976).

Da das Hochleistungstraining sowohl die inkretorische Ovarialfunktion als auch die gonadotrope Partialfunktion der Hypophyse beeinflußt, sollte durch unsere Untersuchungen mit Hilfe von TRH-Stimulationen der Prolaktinpool, d.h. die maximale Prolaktinausschüttung, geprüft werden.

Synthetisches TRH (Thyreotropin-Releasinghormon), psychotrope Medikamente und durch Störung des Inselapparats bedingte Hypoglykämien führen zu einer verstärkten Prolaktinausschüttung, während Mutterkornalkaloide und L-Dopa die Prolaktinfreisetzung hemmen (ROBYN et al. 1973; SCHERNTHANER et al. 1981). Prolaktin wird im Hypophysenvorderlappen sezerniert und stimuliert die Laktogenese und Galaktopoese, wobei die Zielorgane die Brustdrüse und das Ovar sind (BRISSON et al. 1980). TRH wirkt direkt auf die laktotrophen Zellen und stimuliert so die Prolaktinsekretion (ungefähr 5facher Anstieg des Prolaktins). Dabei kommt es bei basalen Werten im Grenzbereich zu einer besseren diagnostischen Aussage (BOYDEN et al. 1982; ROBYN et al. 1973; SPITZ 1979; v. WERDER et al. 1975, 1976, 1977).

---

* Mit Unterstützung des Bundesinstituts für Sportwissenschaft, Köln-Lövenich

Untersuchungskollektiv und Methodik

Es wurden insgesamt 26 Frauen untersucht, die je nach Sportdisziplin in 4 Gruppen unterteilt waren. Als Normalpersonen wurden 8 Sportstudentinnen ausgesucht, die kein spezielles Training absolvierten. Sie wurden in 2 verschiedenen Zyklusphasen untersucht und zwar in der frühen Follikelphase (FP, 5. - 10. Zyklustag) und in der späten Lutealphase (LP, 20. - 25. Zyklustag). Der Zeitpunkt der Ovulation wurde mittels Basaltemperaturmessung durch die Probandinnen ermittelt.

Als ausdauertrainierte Frauen wurden 6 Radfahrerinnen untersucht, die ein Trainingspensum von 2 - 3 h/Tag absolvierten. Eine weitere Gruppe als Beispiel für schnellkrafttrainierte Frauen bestand aus 6 Siebenkämpferinnen. In dieser Gruppe nahmen 5 der Sportlerinnen Antikonzeptiva ein. Sie trainierten ca. 2 h/Tag. Die 4. Gruppe setzte sich aus 6 Speer- und Diskuswerferinnen zusammen, mit einem Trainingsaufwand von 10 - 15 h/Woche. Die Gruppen der Sportlerinnen wurden zyklusunabhängig untersucht.

In eine Unterarmvene wurde ein Abbocath-T eingeführt und nach 20 min Blut abgenommen, um die Basalwerte von Prolaktin (Prolaktin RIA-Kit, Cea Sorin), STH (HGH-RIA-Kit, Cea Sorin), Kortisol (Cortisol RIA-Kit, Serono), Adrenalin, Noradrenalin, Dopamin (da PRADA 1976), des Gesamteiweißes (Biuretmethode), der freien Fettsäuren (FFS) (KEUL et al. 1968) und des freien Glycerins (EGGSTEIN et al. 1966) zu bestimmen. Unmittelbar danach wurde die erste Stimulation mit 200 ug TRH i.v. durchgeführt. Weitere Blutabnahmen zur Bestimmung des Prolaktinspiegels erfolgten 10, 20, 40, 60, 90, 120 und 150 min nach der Stimulation, alle anderen Parameter wurden nur 20 und 150 min (bzw. bei den Leistungssportlerinnen 90 min nach der ersten TRH-Stimulation) gemessen. Anschließend wurde eine Fahrradergometrie im Sitzen (Ergotest, Fa. Jaeger, Würzburg) durchgeführt. Beginnend mit 50 W erfolgte alle 3 min eine Belastungserhöhung um jeweils 50 W bis zur subjektiven körperlichen Erschöpfung. Die Herzfrequenz ermittelten wir aus dem mitlaufenden EKG (Multiscriptor EK 22, Fa. Hellige, Freiburg). Gleichzeitig wurde am Ende jeder Belastungsstufe aus dem hyperämisierten Ohrläppchen Blut zur Bestimmung von Laktat (HOHORST 1962) und Glukose (SLEIN 1962) abgenommen. Nach dem Belastungsabbruch erfolgte sofort eine erneute Bestimmung aller erwähnten Parameter. Anschließend führten wir die 2. Stimulation mit 200 ug TRH i.v. durch. Nach dieser erneuten TRH-Stimulation wurden wiederum die Prolaktinspiegel nach 10, 20, 40 und 60 min bestimmt, die restlichen Parameter nur 20 min nach Stimulation. Der Untersuchungsbeginn lag jeweils zwischen 8 und 10 Uhr, die Dauer der Gesamtuntersuchung betrug durchschnittlich 4 h (Schema der Versuchsanordnung s. Abb. 1).

Die Werte in den Tabellen und im Text wurden bei den Stoffwechselparametern als Mittelwert mit einfacher Standardabweichung ($\bar{x} \pm s$) angegeben. Bei den untersuchten Hormonen wurde die Medianstatistik angewandt, da bei Betrachtung der Häufigkeitsverteilungen keine Normalverteilung angenommen werden kann. In den Tabellen der Hormone wurde demnach der Median $\tilde{x}$, der 50%-Vertrauensbereich (VB) und die Spannweite R (range = $\tilde{x}_{max}$ - $\tilde{x}_{min}$) aufgeführt (SACHS 1970). Die statistische Überprüfung des Vergleichs zweier Medianwerte verbundener Stichproben erfolgte mit dem Vorzeichentest. Als Signifikanzniveau wurde eine Irrtumswahrscheinlichkeit von unter 5 % ($P < 0,05$) angenommen (SACHS 1970). Mit dem gepaarten t-Test nach Student wurde die statistische Überprüfung auf signifikante Mittelwertsunterschiede durchgeführt.

Ergebnisse

Tabelle 1 faßt die anthropometrischen Daten (Alter, Körpermaße, Zykluslänge) der 8 Sportstudentinnen, 6 Radfahrerinnen, 6 Siebenkämpferinnen und 6 Werferinnen zusammen.

Versuchsanordnung

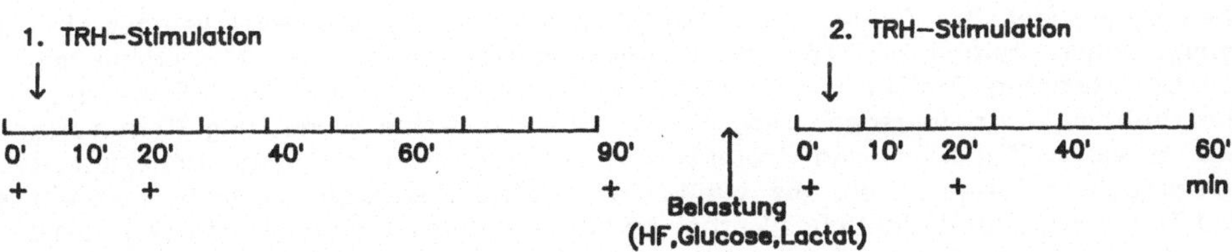

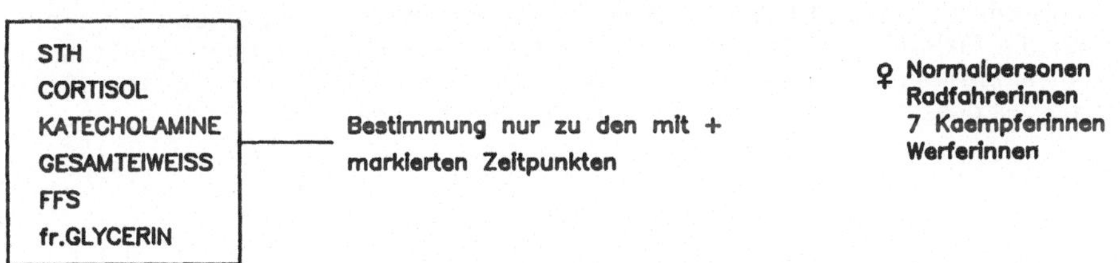

Abb. 1. Schematische Darstellung der Versuchsanordnung

Tabelle 1. Anthropometrische Daten der untersuchten Probandinnen

	Alter [Jahre]	Körpergewicht [kg]	Körpergröße [cm]	Zykluslänge
Normalpersonen	23,4 ± 0,7	58,3 ± 5,1	168,5 ± 5,5	5 Prob. regelmäßig 28 Tage 3 Prob. unregelmäßig 24 - 31 Tage
Radfahrerinnen	21,0 ± 2,19	61,5 ± 5,35	173,2 ± 2,48	Unregelmäßig
Siebenkämpferinnen	23,5 ± 1,04	63,0 ± 3,22	171,8 ± 3,97	Antikonzeptiva 24 - 28 Tage
Werferinnen	20,3 ± 3,6	69,3 ± 7,9	172,7 ± 3,9	3 Prob. regelmäßig 27 - 29 Tage 3 Prob. unregelmäßig 24 - 31 Tage

Erste TRH-Stimulation

Da bei den Normalpersonen in bezug auf alle gemessene Parameter zwischen den beiden Zyklusphasen keine signifikanten Unterschiede nachgewiesen werden konnten, wird der Vergleich mit den Werten der Sportlerinnen anhand der Ergebnisse der Follikelphase (FP) durchgeführt. Nach der Stimulation mit TRH kommt es bei den Normalpersonen, den Radfahrerinnen, den Siebenkämpferinnen und den Werferinnen zu signifikanten Anstiegen des Prolaktins (Abb. 2) und des STH (Abb. 3). Die Mediane der höchsten Stimulationswerte schwanken beim Prolaktin zwischen dem 4- und dem 6fachen der Ausgangswerte. Die Werferinnen haben nach der TRH-Gabe mit 41,0 ng/ml die geringste Prolaktinausschüttung; die Normalpersonen zeigen die höchste Prolaktinkonzentration mit 71,3 ng/ml an. Die Zeitpunkte der höchsten Prolaktinwerte liegen bei den Sportlerinnen ca. 10 min nach der Stimulation, bei den Normalpersonen wird die höchste Prolaktinausschüttung 20 min nach der Stimulation erreicht. Die STH- und Prolaktinkonzentrationen fallen dann kontinuierlich in allen 4 untersuchten Gruppen ab, bis wieder annähernd die Ausgangswerte erreicht sind (Abb. 2 und 3). Ein prinzipiell ähnliches Verhalten bei den Normalpersonen und den Sportlerinnen zeigen Kortisol, die Katecholamine, das Gesamteiweiß, die freien Fettsäuren und das freie Glyzerin (Abb. 4 - 6, 10). Der Kortisolspiegel (Abb. 7) fällt von einem hohen Niveau nach der Stimulation kontinuierlich ab. Adrenalin (Abb. 5), Noradrenalin (Abb. 6) und Dopamin (Abb. 8) sprechen auf die TRH-Stimulation nicht an, die freien Fettsäuren liegen 90 min nach der Stimulation nicht signifikant unter den Ruhewerten, das freie Glyzerin und das Gesamteiweiß bleiben während des gesamten Beobachtungszeitraums unverändert (Abb. 4, 9).

Ergometrie

Die ergometrischen Daten (Tabelle 2) lassen sowohl bei den Normalpersonen als auch bei den Leistungssportlerinnen eine kardiale Ausbelastung erkennen (Abb. 10). Die Prolaktinwerte aller 4 Gruppen sind in Tabelle 3 zuammengefaßt. Die Prolaktinspiegel der Radfahrerinnen zeigen ausgehend vom Basalwert (0') (7,1 ng/ml) gegenüber dem Nachbelastungswert (21,9 ng/ml) (0' n.B.) den deutlichsten Anstieg, insgesamt ist das Niveau der Hormonausschüttung gering. In den anderen 3 Gruppen bleiben die Prolaktinwerte praktisch unverändert. Die Kortisolerhöhungen (Abb. 7) sind nach der Belastung nur gering, ebenso steigen die Dopaminwerte (Abb. 8) der Sportlerinnen nur leicht an. Noradrenalin zeigt bei den Normalpersonen und den Siebenkämpferinnen eine Steigerung um das 4- bis 5fache, bei den Radfahrerinnen und den Werferinnen erreichen die Werte nach Belastung das 8- bis 9fache der Ausgangskonzentration (Abb. 7). Der Adrenalinspiegel erhöht sich bei den 4 Gruppen auf das 4- bis 5fache des Ruhewerts (Abb. 5). Das Gesamteiweiß steigt durchschnittlich um 0,3 - 0,8 g/l an, die freien Fettsäuren bleiben bei den Normalpersonen unverändert, die Sportlerinnen zeigen dagegen ein leichtes Absinken der Werte. Das freie Glyzerin ist nach der Belastung in allen Gruppen leicht erhöht (Abb. 4). Das Glukose- und Laktatverhalten geht aus Abb. 10 und Tabelle 2 hervor.

Zweite TRH-Stimulation

Nach der 2. Stimulation sind wiederum in allen Gruppen signifikante Anstiege des Prolaktins zu sehen (Abb. 2). Die Radfahrerinnen reagieren mit der absolut gesehen geringsten Prolaktinausschüttung, die Siebenkämpferinnen zeigen die höchsten Prolaktinwerte. Die Gipfel der Prolaktinkonzentrationen findet man jeweils 10 min nach der Stimulation. Noradrenalin, Adrenalin (Abb. 5 und 6) und das Gesamteiweiß (Tabelle 3) fallen 20 min nach der 2. TRH-Stimulation von ihren erhöhten Werten direkt nach Belastung auf ihre Ruhewerte ab. Die Kortisol- und STH-Spiegel nehmen kontinuierlich zu (Tabelle 4). Dopamin zeigt ein unterschiedliches Verhalten (Abb. 8). Die freien Fettsäuren steigen bei allen untersuchten Gruppen leicht an, das freie Glyzerin bleibt nahezu unverändert (Abb. 4, Tabelle 3). Vergleicht man die Prolaktinausschüttung der ersten TRH-Stimulation mit derjenigen der zweiten TRH-Stimula-

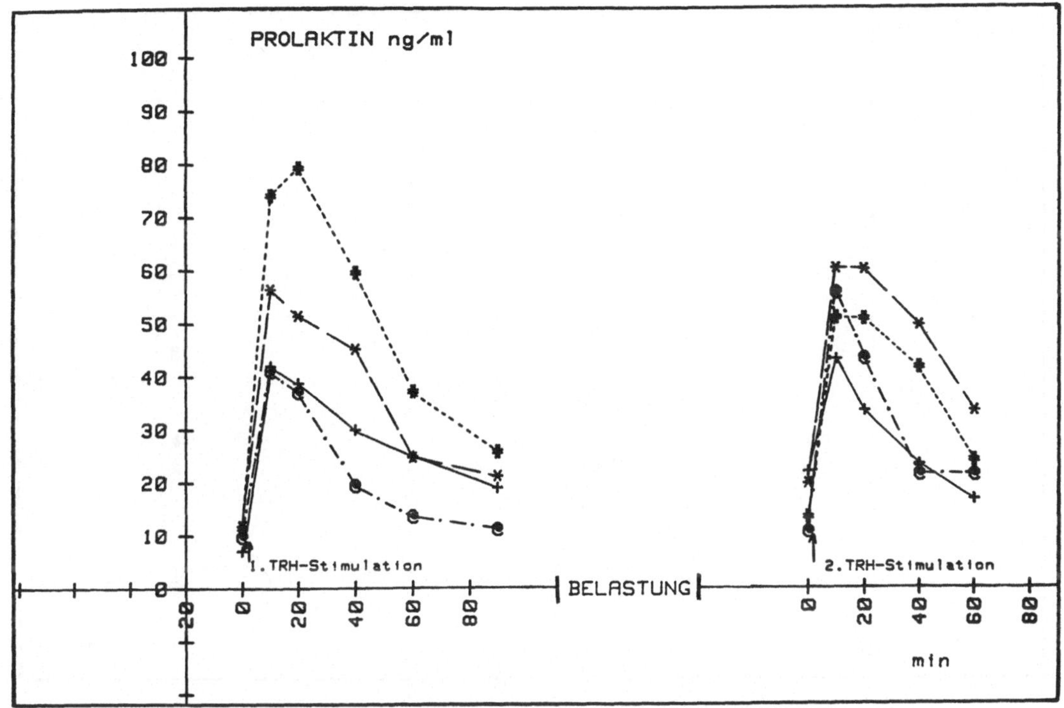

Abb. 2. Prolaktinverhalten in Abhängigkeit von Stimulation und Ergometerbelastung. (# Normalpersonen, + Radfahrerinnen, * Siebenkämpferinnen, @ Werferinnen)

tion bis zur 60. Minute, was mit Hilfe der Flächenintegrale unter der Kurve möglich ist, so erhält man bei den Normalpersonen eine signifikant höhere Prolaktinsekretion nach der ersten TRH-Stimulation. Die Radfahrerinnen zeigen keine Veränderung, während es bei den Siebenkämpferinnen und den Werferinnen zu nicht signifikanten Anstiegen nach der Belastung kommt (Abb. 2).

Diskussion

Basalwerte mit anschließender Stimulation

Das Prolaktinverhalten nach Venenpunktion wird von einigen Arbeitsgruppen unterschiedlich beurteilt: ROBYN et al. (1973) wiesen signifikante Prolaktinanstiege nach, JACOBS et al. (1973) fanden dagegen keine wesentlichen Hormonspiegelveränderungen. Um eine eventuelle Beeinflussung der Prolaktinsekretion und möglicherweise auch der Katecholaminspiegel durch wiederholte intravenöse Punktionen zu umgehen, wurde 20 min vor Untersuchungsbeginn eine Verweilkanüle (Abbocath-T) gelegt.

Die Basalwerte des Prolaktins und der anderen gemessenen Parameter liegen in allen 4 untersuchten Gruppen im Normbereich und unterscheiden sich nicht signifikant (EGGSTEIN et al. 1966; KEUL et al. 1969; LABHART 1978; LEHMANN et al. 1981; v. WERDER et al. 1976).

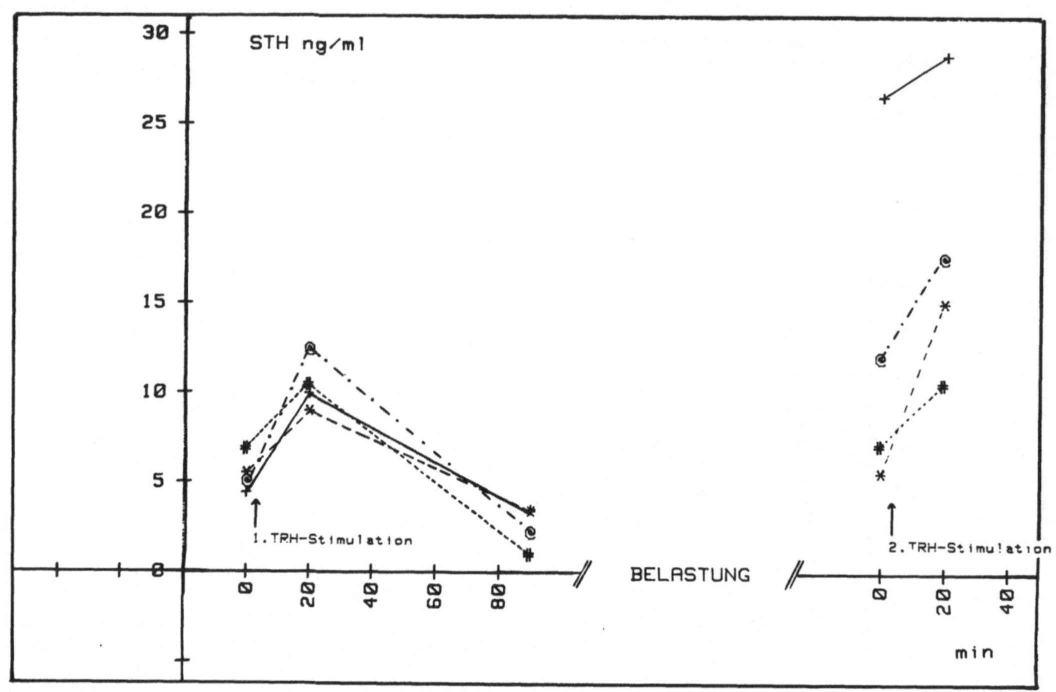

Abb. 3. STH-Verhalten in Abhängigkeit von Stimulation und Ergometerbelastung. (Zeichenerklärung s. Abb. 2)

Vergleicht man die Gruppen untereinander, so zeigen sich jedoch niedrigere Prolaktinkonzentrationen bei den Radfahrerinnen und auch den Werferinnen.

ROBYN et al. (1973), v. WERDER et al. (1975, 1977), SCHWINN et al. (1975) sowie HIERHOLZER et al. (1977) und NOEL et al. (1972) zeigten in ihren Arbeiten eine erhöhte Prolaktin- und STH-Sekretion nach TRH-Stimulation; dies ermöglicht bei grenzwertigen basalen Prolaktinspiegeln eine größere diagnostische Trennschärfe.

Nach der ersten TRH-Stimulation kommt es daher im vorliegenden Fall zu der erwarteten Erhöhung der beiden Hormone bis zur 20. Minute, daraufhin folgt ein ständiges Absinken der Prolaktin- und STH-Spiegel (Abb. 2,3,9). Die Ausschüttung von Prolaktin nach Stimulation unter Ruhebedingungen erreicht bei den Normalpersonen die höchsten Werte, niedriger liegen die Siebenkämpferinnen. Die geringsten Hormonkonzentrationen zeigen die Radfahrerinnen und die Werferinnen.

Das Absinken des Kortisolspiegels entspricht seiner zirkadianen Rhythmik; bisher konnten noch keine sicheren Zusammenhänge zwischen TRH-Stimulation und Kortisolverhalten nachgewiesen werden (Abb. 7). Die Dopaminspiegel unterscheiden sich in den Gruppen wie folgt: Während sie bei den Normalpersonen und den Werferinnen unbeeinflußt bleiben, ist nach der TRH-Gabe bei den Radfahrerinnen und Siebenkämpferinnen ein Absinken der Dopaminwerte festzustellen. Dem Dopamin wird zentral eine antagonistische Wirkung zum Prolaktin zugeschrieben (ROBYN et al. 1973; v. WERDER et al. 1976), diese kann, da im peripheren Blut gemessen, bei unseren Untersuchungen nicht bestätigt werden (Abb. 8).

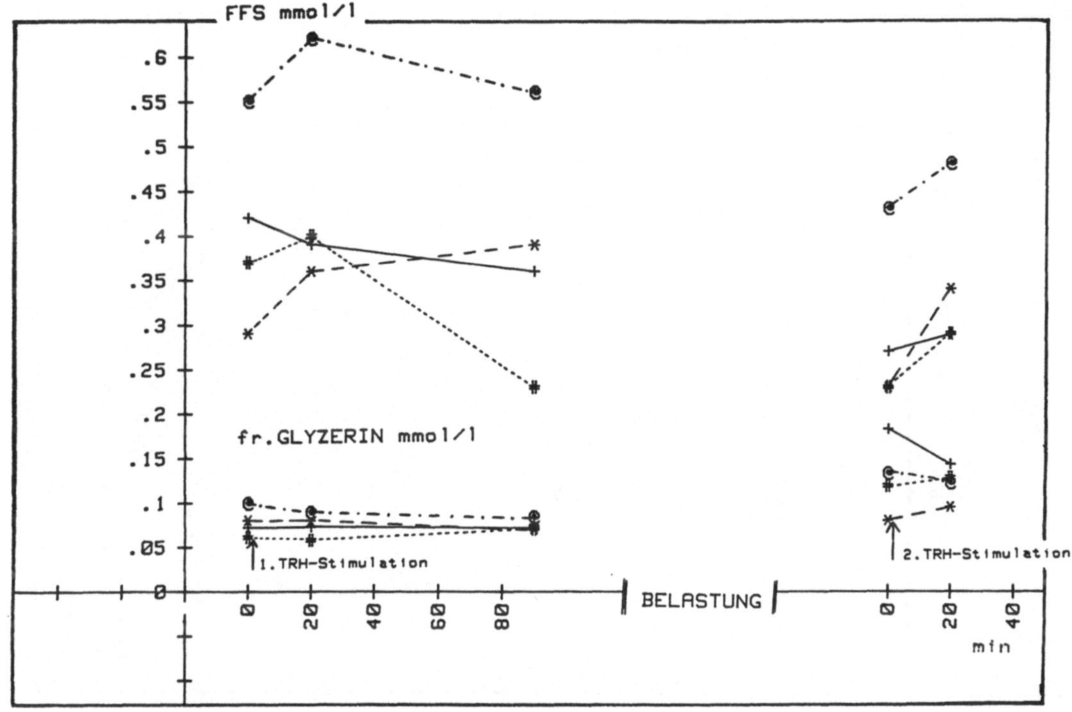

Abb. 4. Verhalten der freien Fettsäuren und des freien Glyzerins in Abhängigkeit von Stimulation und Ergometerbelastung. (Zeichenerläuterungen s. Abb. 2)

Bei allen übrigen gemessenen Parametern (Adrenalin, Noradrenalin, freie Fettsäuren, freies Glyzerin, Gesamteiweiß) führt die Stimulation zu keiner Veränderung der Werte (Abb. 4 - 6, 9).

Belastungswerte mit anschließender Stimulation

Schon 1972 fanden NOEL et al. anhand von Untersuchungen vor und während Operationen Prolaktinerhöhungen, die sie mit der Streßsituation begründeten; diese wurden durch zahlreiche andere Arbeiten (HARMS et al. 1975; HORROBIN 1976; KRULICH et al. 1974; LAMMING et al. 1974) bestätigt.

Nur wenige Autoren (BOYDEN et al. 1982; BRISSON et al. 1980; SHANGOLD et al. 1981; WEICKER et al. ????; WURSTER et al. 1982) haben bisher jedoch das Prolaktinverhalten von trainierten und untrainierten Frauen vor und nach körperlichen Belastungen untersucht und kamen dabei zu unterschiedlichen Ergebnissen:

WEIKER et al. (????) stellten bei Sportlerinnen in der Follikelphase, sowohl in Kraft- wie in Ausdauersportarten, mit 5 Trainingseinheiten pro Woche signifikant höhere Ruheprolaktinspiegel fest als bei Athletinnen mit über 10 Trainingseinheiten pro Woche, während diese Veränderungen in der Lutealphase nicht nachweisbar waren.
BOYDEN et al. (1982) fanden bei einer Untersuchung von 14 Läuferinnen, die sie während eines mehrwöchigen extremen Ausdauertrainings beobachteten, signifikante Ruheprolaktinspiegelerniedrigungen; die TRH-stimulierte Prolaktinausschüttung erhöhte sich dagegen mit

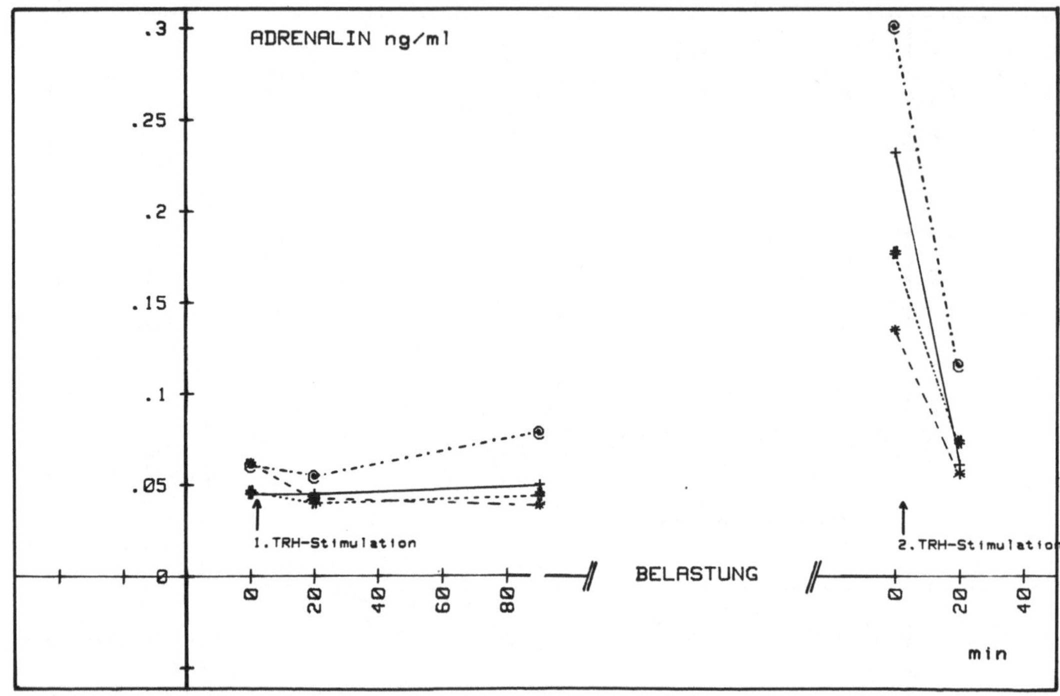

Abb. 5. Adrenalinverhalten in Abhängigkeit von Stimulation und Ergometerbelastung. (Zeichenerläuterungen s. Abb. 2)

Zunahme der Laufarbeit der Frauen. Bei 13 Läuferinnen entwickelten sich menstruelle Veränderungen (hauptsächlich Oligomenorrhöen), jedoch in keinem Fall eine Amenorrhö. Diese Aussage stimmt mit den Erkenntnissen von FRISCH et al. (1981) überein, wonach Athletinnen, die mit dem Training nach der Menarche beginnen, seltener eine Amenorrhö aufweisen.

BRISSON et al. (1980) und WURSTER et al. (1982) fanden übereinstimmend ein unterschiedliches Verhalten bei trainierten und untrainierten Frauen unter Belastung: Die untrainierten Probandinnen zeigten nach Ergometerarbeit keine signifikanten Prolaktinveränderungen, während die Athletinnen einen Anstieg der Prolaktinausschüttung aufwiesen, die in der Erholungsphase wieder schnell auf den Ruhewert absank. In einer anderen Studie an trainierten Männern (SCHMID et al. 1982) wurden signifikante Korrelationen zwischen dem Prolaktinanstieg und der maximalen körperlichen Leistungsfähigkeit nachgewiesen. Dies war bei allen untersuchten Frauenkollektiven nicht der Fall (BRISSON et al. 1980; WEICKER et al. ????; WURSTER et al. 1982).

In unserer Untersuchung zeigt sich der Prolaktinwert bei den Normalpersonen nach der Fahrradergometrie im Vergleich zum Ruhewert nahezu unverändert, während bei den Sportlerinnen die Radfahrerinnen sehr hohe Prolaktinanstiege, die Siebenkämpferinnen und Werferinnen geringere Erhöhungen im Verhältnis zum Basalwert aufwiesen (Abb. 2).

KUOPPASALMI et al. (1976) und WOLF et al. (1982) beschrieben STH-Anstiege nach körperlicher Arbeit; es kam dabei nach relativ kurzen intensiven Belastungen zu signifikanten Hormonspiegelerhöhungen, die nach KUOPPASALMI (1976) in erster Linie auf psychischem

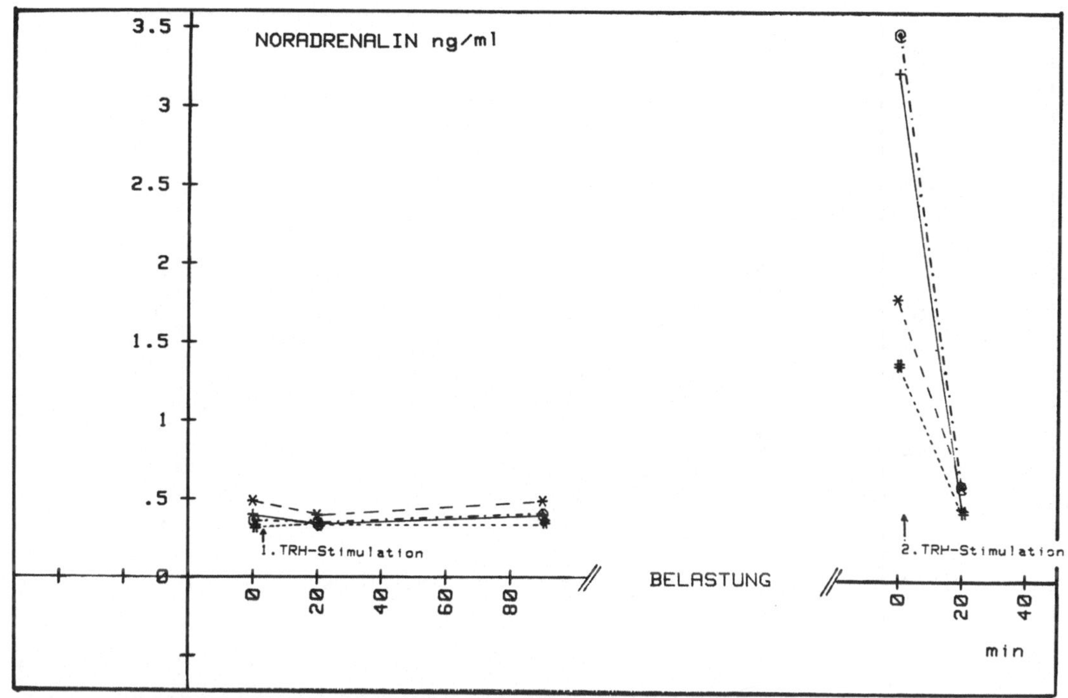

Abb. 6. Noradrenalin in Abhängigkeit von Stimulation und Ergometerbelastung. (Zeichenerklärung s. Abb. 2)

Streß beruhten. STH-Anstiege bei Langzeitbelastungen bewirken eine erhöhte Lipolyse mit einer vermehrten Freisetzung von freien Fettsäuren, die im Rahmen der aeroben Energiebereitstellung notwendig ist, um bei Ausdauerbelastung eine Aufrechterhaltung der Leistung zu ermöglichen (KEUL et al. 1969; WOLF et al. 1982).

Bei unseren Untersuchungen zeigen die 3 Gruppen der Leistungssportlerinnen höhere STH-Anstiege nach der Ergometerbelastung als die Normalpersonen, was in Zusammenhang mit der ergometrischen Leistungsfähigkeit gesehen werden kann (Tabelle 2, Abb. 3).

Das Verhalten der Glukokortikoide hängt nach KEIBEL (1974) von verschiedenen Faktoren der Belastung wie Art, Dauer, Intensität sowie von der körperlichen Leistungsbereitschaft und dem Leistungsvermögen des Probanden ab. Laut KEIBEL ist es bei gut ausdauertrainierten Sportlern möglich, daß submaximale körperliche Langzeitbelastungen keine Kortisolspiegelerhöhungen bewirken. Bei kurzen, maximalen körperlichen Anstrengungen wie der Fahrradergometrie kommt es im vorliegenden Fall bei den Probandinnen zu Erhöhungen der Kortisolkonzentration; sie treten entweder sofort nach der Belastung oder nach 20 min in der Regenerationsphase auf (Abb. 7).

Untersuchungen über das Verhalten der Plasmakatecholamine (LEHMANN et al. 1980, 1981a, 1981b) zeigen, daß erschöpfende körperliche Belastungen ebenso wie eine psychische Streßreaktion eine signifikante Erhöhung der Adrenalin- und Noradrenalspiegel bewirken, unabhängig von Lebensalter und Geschlecht. Untrainierte weisen im Vergleich zu Trainierten bei den gleichen submaximalen Belastungen immer höhere Katecholaminwerte auf. Bei der maximalen Ausbelastung durch die Fahrradergometrie spiegeln die Plasmakatecholamin-

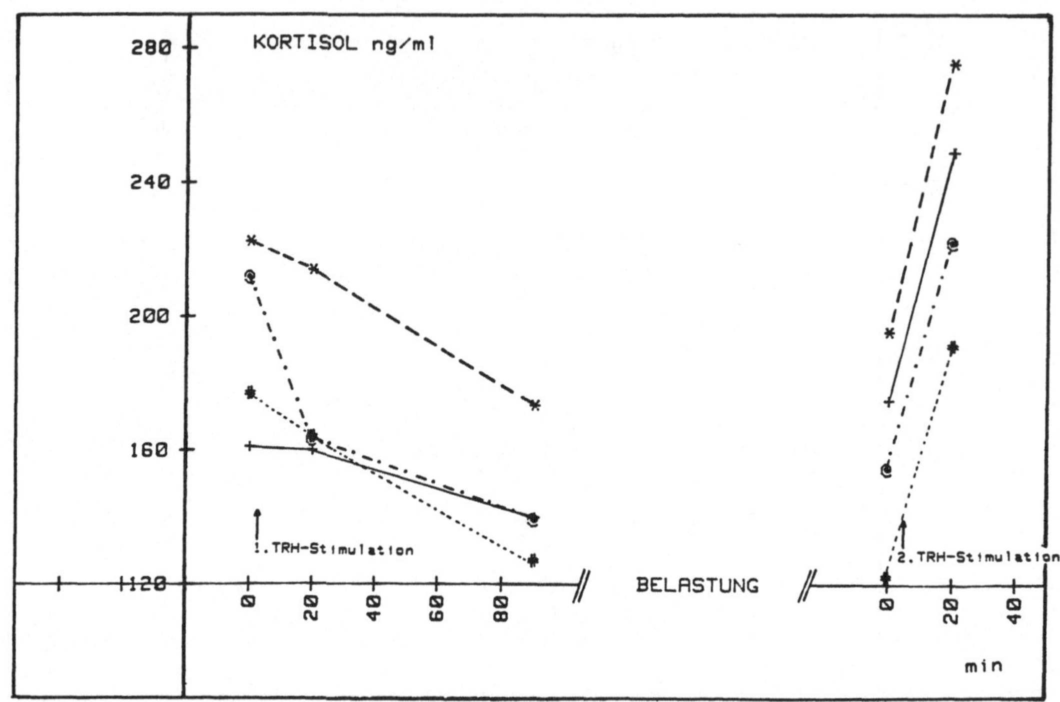

Abb. 7. Kortisolverhalten in Abhängigkeit von Stimulation und Ergometerbelastung. (Zeichenerklärung s. Abb. 2)

konzentrationen der 4 Probandengruppen die direkte Streßbelastung (Abb. 5 und 6) wider. Der Anstieg des Gesamteiweißes nach der Ergometrie ist auf eine belastungsbedingte Hämokonzentration zurückzuführen, wobei die Normalpersonen und die Leistungssportlerinnen Erhöhungen von 15 - 20 % aufweisen. Dies entspricht den Beobachtungen anderer Autoren (SACHS 1970; SCHARSCHMIDT et al. 1971; SCHERNTHANER et al. 1981; SCHMID et al. 1982) (Tabelle 3, Abb. 9). Dieser Hämokonzentrationseffekt kann bei Hormonen, die an ein Transporteiweiß gebunden sind und zusätzlich über eine längere Halbwertszeit verfügen, eine Hormonerhöhung vortäuschen. Da die freien Katecholamine aber nur über sehr kurze Halbwertszeiten von einigen Minuten verfügen und für Prolaktin, STH und die Katecholamine keine sichere Eiweißbindung nachgewiesen ist, spielt dieser Hämokonzentrationseffekt für die beobachteten Veränderungen der oben genannten Hormone keine bedeutende Rolle.

Kortisol dagegen wurde von LABHART (1978) als ein Hormon beschrieben, das an das Transporteiweiß Transkortin, evtl. auch an Präalbumin gebunden ist. Die Kortisolerhöhungen, die sofort nach Belastung auftreten, könnten also zum großen Teil durch den Hämokonzentrationseffekt hervorgerufen werden. Die in der anschließenden Ruhephase ansteigenden Kortisolspiegel könnten dagegen durch die vermehrte Hormonausschüttung aufgrund der vorhergegangenen Belastung entstehen. In dieser Phase ist das Gesamteiweiß abgefallen. Somit hat eine Hämodilution stattgefunden (Abb. 7).

Das Glukose- und Laktatverhalten zeigt in allen 4 Gruppen entsprechend der Literatur (KEUL et al. 1979; KINDERMANN et al. 1977) die gleiche Tendenz. Laktat als Endprodukt der anaeroben Glykolyse steigt nach der maximalen Ausbelastung auf dem Fahrradergometer um das 7 - bis 10fache an (Tabelle 2, Abb. 10).

Tabelle 2. Ergometrische Daten der untersuchten Probandinnen

		Ruhe	Maximale Belastung	3 min nach Belastung
Normalpersonen	Herzfrequenz	73,3 ± 8,7	187,6 ± 9,2***	
	Leistung [W]		211,4 ± 32,1	
	Watt / kg		3,65 ± 0,47	
	Laktat [mmol/l]	1,18 ± 0,23	6,77 ± 2,12***	10,36 ± 1,66**
	Glukose [mmol/l]	5,70 ± 0,54	5,04 ± 0,41	5,79 ± 0,52
Radfahrerinnen	Herzfrequenz	59,4 ± 9,3	194,8 ± 6,1***	
	Leistung [W]		311,0 ± 14,0	
	Watt / kg		5,4 ± 0,32	
	Laktat [mmol/l]	1,72 ± 0,34	8,39 ± 1,28***	11,33 ± 1,34*
	Glukose [mmol/l]	6,73 ± 1,49	6,38 ± 2,21	8,29 ± 1,94
Siebenkämpferinnen	Herzfrequenz	82,7 ± 14,1	175,3 ± 11,3***	
	Leistung [W]		200,0 ± 0	
	Watt / kg		3,18 ± 0,16	
	Laktat [mmol/l]	1,76 ± 0,48	7,19 ± 0,94***	8,26 ± 1,31
	Glukose [mmol/l]	7,22 ± 0,79	5,61 ± 0,76	5,61 ± 0,57
Werferinnen	Herzfrequenz	70,5 ± 10,3	186,2 ± 15,3***	
	Leistung [W]		213,8 ± 26,3	
	Watt / kg		3,09 ± 0,3	
	Laktat [mmol/l]	1,18 ± 0,13	8,67 ± 1,34***	9,55 ± 1,84*
	Glukose [mmol/l]	5,75 ± 0,61	5,74 ± 0,72	6,55 ± 0,92

*** P< 0,001
** P< 0,01
* P< 0,05

Tabelle 3. Freie Fettsäuren (FFS), freies Glyzerin und Gesamteiweiß (GE) vor (0' Basalwert vor der ersten TRH-Stimulation) und nach Ergometerbelastung (n.B.)

	Zeitpunkt	Normalpersonen	Radfahrerinnen	Siebenkämpf.	Werferinnen
FFS [mmol/l]	0'	0,37 ± 0,13	0,42 ± 0,13	0,29 ± 0,070	0,55 ± 0,40
	n. B.	0,24 ± 0,15	0,273 ± 0,104	0,23 ± 0,060	0,43 ± 0,18
Freies Glyzerin [mmol/l]	0'	0,058 ± 0,014	0,072 ± 0,023	0,079 ± 0,037	0,099 ± 0,050
	n. B.	0,111 ± 0,092	0,183 ± 0,057**	0,078 ± 0,020	0,133 ± 0,069**
GE [g/l]	0'	6,6 ± 0,49	6,88 ± 0,26	6,68 ± 0,33	7,24 ± 0,53
	n. B.	7,55 ± 0,39**	8,00 ± 0,28***	7,38 ± 0,31*	7,83 ± 1,05**

*** P< 0,001
** P< 0,01
* P< 0,05

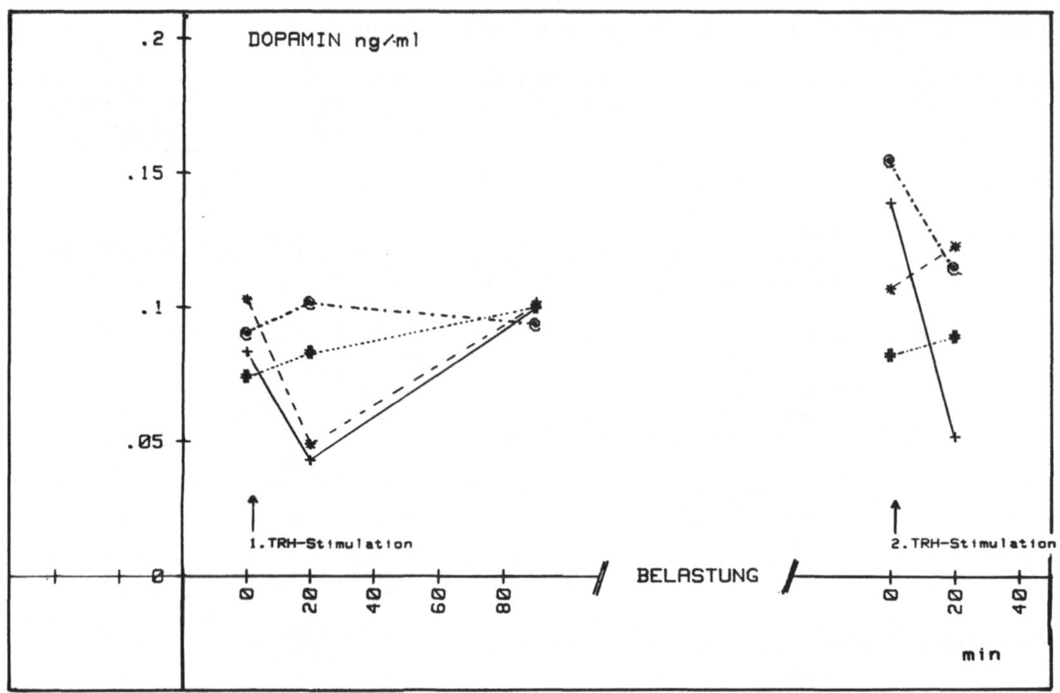

Abb. 8. Dopaminverhalten in Abhängigkeit von Stimulation und Ergometerbelastung. (Zeichenerklärung s. Abb. 2)

Das unterschiedliche Verhalten der freien Fettsäuren und des freien Glyzerins bei Kurz- und Langzeitbelastungen wurde von KEUL et al. (1969) beschrieben. Wie im vorliegenden Fall bleiben die freien Fettsäuren und das freie Glyzerin bei kurzdauernden Belastungen unverändert oder steigen geringfügig an (Tabelle 3). Bei langdauernder Körperarbeit wird dagegen die Energiebereitstellung aufgrund der fortschreitenden Entleerung der Glykogenvorräte in Muskel und Leber in zunehmendem Maß von der Fettoxidation übernommen, da die Fettvorräte die Kohlenhydratspeicher um ein Vielfaches übertreffen und somit für andere Organe (z.B. Gehirn) die lebenswichtige Glukose eingespart werden kann. Die freien Fettsäuren, die das energieliefernde Substrat des überwiegend in Lipozyten ablaufenden Triglyzeridabbaus bilden, liegen dann im Serum in erhöhter Konzentration vor. Sie werden über das Blut in die Muskulatur transportiert und dort unter Energiegewinnung weiter abgebaut (KEUL et al. 1969).

Auch nach der zweiten TRH-Stimulation werden in allen 4 Gruppen signifikante Prolaktinanstiege beobachtet. Dies entspricht den Untersuchungen von SPITZ et al. (1979), die in 45minütigem Abstand 4mal mit TRH stimulierten und nachfolgend immer über Prolaktinerhöhungen berichteten. Die absolute Höhe der Prolaktingipfel lag dabei nach der zweiten bis vierten TRH-Gabe nicht signifikant unter den Werten der ersten, woraus geschlossen wurde, daß auch wiederholte TRH-Stimulationen zu keiner Erschöpfung des Prolaktinpools führen.

In der vorliegenden Studie sind die Prolaktinpeaks nach der zweiten Stimulation bei den Normalpersonen niedriger, bei den Radfahrerinnen und Siebenkämpferinnen leicht, den Werferinnen deutlich höher als nach der ersten TRH-Injektion (Abb. 2). Die gesamte Prolaktinsekretion, als Fläche unter der Prolaktinkurve gemessen, ist nach der zweiten TRH-Gabe

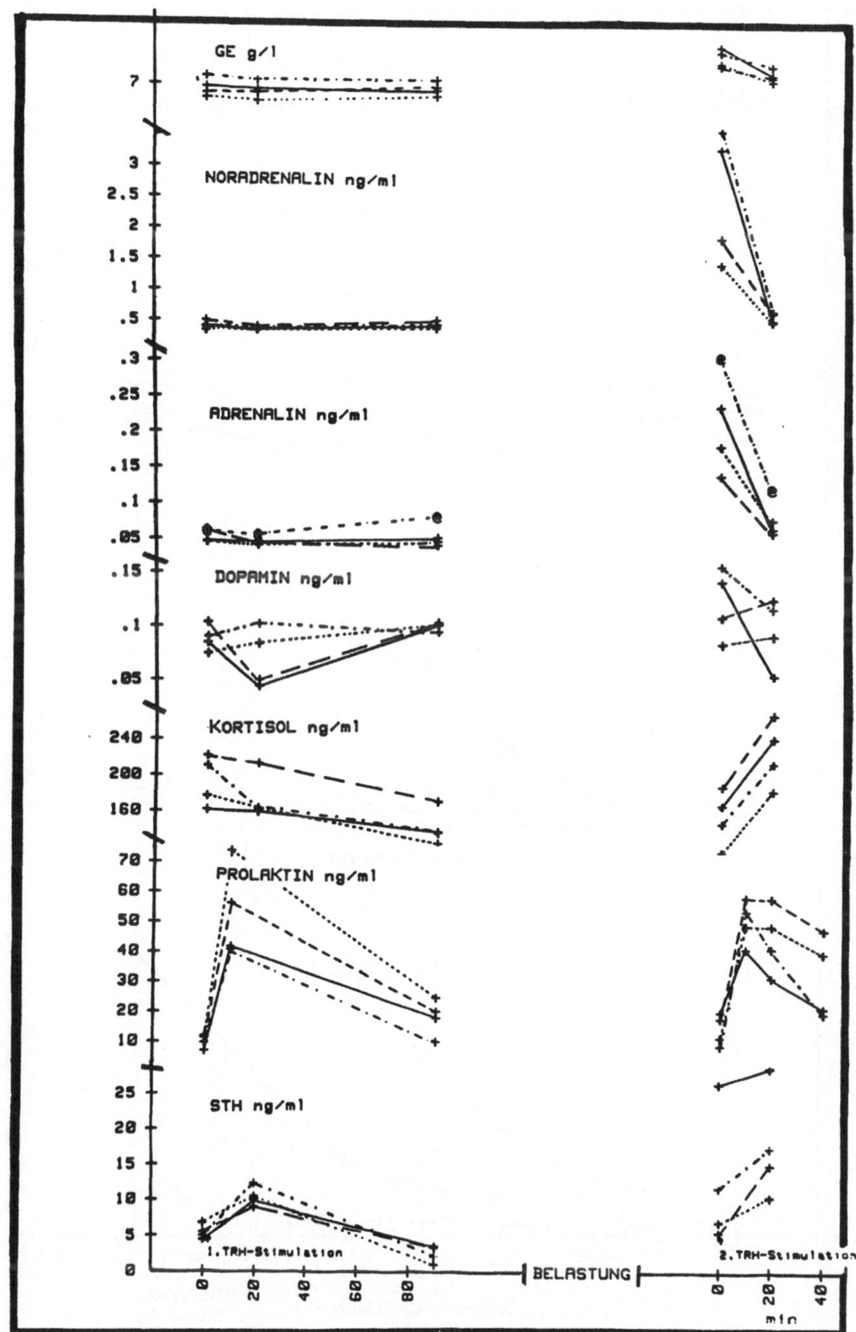

Abb. 9. Zusammenfassende Darstellung der Hormone und des Gesamteiweißes (GE) in Abhängigkeit von Stimulation und TRH-Stimulation. (...... Normalpersonen, ——— Radfahrerinnen, ------ Siebenkämpferinnen, -.-.-.- Werferinnen)

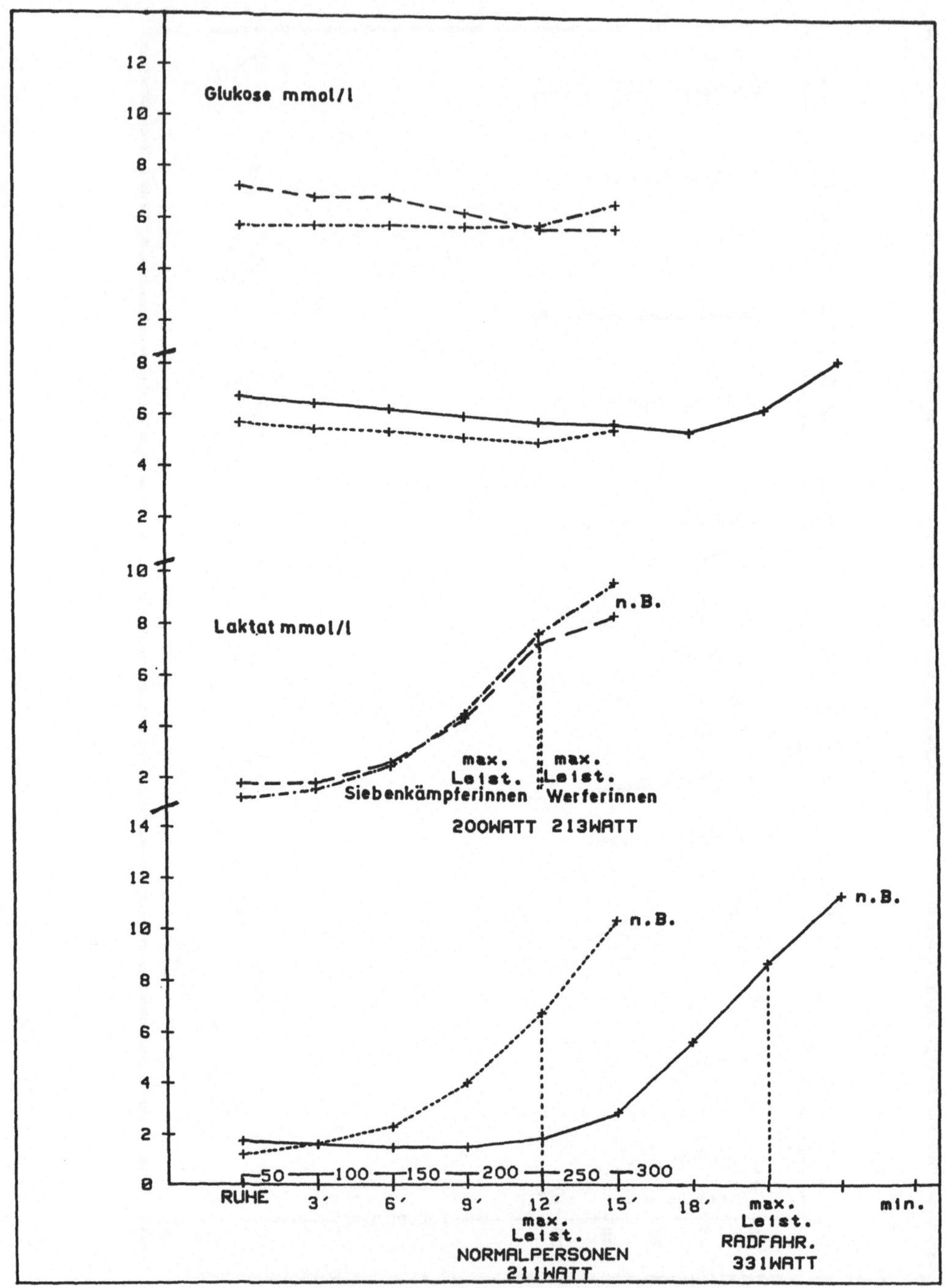

Abb. 10. Stoffwechselparameter (Laktat, Glukose) während der Ergometerbelastung bei Normalpersonen. (......), Radfahrerinnen (———), Siebenkämpferinnen (------)und Werferinnen (-.-.-.-)

im Vergleich zur ersten bei den Normalpersonen signifikant erniedrigt, bei den 3 Gruppen von Leistungssportlerinnen annähernd gleich oder leicht erhöht. Die Prolaktinausschüttung der Radfahrerinnen scheint am trägsten. Die Höhe ihrer Prolaktingipfel ist am geringsten, obgleich der Belastungswert den größten Prolaktinanstieg im Verhältnis zum Ruhewert in allen Gruppen aufweist.

Dieser Effekt ist evtl. durch das harte Training, das schon über Jahre absolviert wird, zu erklären, wonach sich die Prolaktinausschüttung an die ständige submaximale Belastung adaptiert hat, bei maximaler körperlicher Ausbelastung jedoch als Folge der Streßreaktion stark ansteigt (LEHMANN et al. 1981; SHANGOLD et al. 1981).

Die STH-Konzentrationen zeigen nach der zweiten Stimulation wie erwartet (ROBYN et al. 1973; SCHWINN et al. 1975; v. WERDER et al. 1975) einen weiteren Anstieg im Vergleich zu den Belastungswerten (Abb. 3).

Die übrigen gemessenen Parameter (Katecholamine, freie Fettsäuren, freies Glyzerin, Gesamteiweiß) reagieren wie schon auf die erste TRH-Gabe auch auf die zweite TRH-Stimulation nicht (Abb. 4 - 6, 9).

Zusammenfassung der Ergebnisse

1. Die ergometrischen Daten sprechen für eine körperliche Ausbelastung bei allen Probandinnen.
2. Bei den Normalpersonen ergaben sich zwischen Follikel- und Lutealphase keine signifikanten Unterschiede.
3. Die TRH-Stimulation bewirkt bei Prolaktin und STH eine Erhöhung der Hormonausschüttung, wobei die Radfahrerinnen und die Werferinnen niedrige Maximalwerte besonders vor, aber auch nach Belastung aufweisen.
4. Signifikante Anstiege zwischen Ruhe- und Belastungswerten sind für STH und Prolaktin bei den Radfahrerinnen sowie bei allen Gruppen für die Katecholamine und das Gesamteiweiß zu verzeichnen.
5. Die Flächenintegrale unter der Prolaktinkurve zeigen bei den Normalpersonen nach Belastung einen Abfall. Die Radfahrerinnen sind auf dem niedrigsten Niveau ohne signifikante Veränderungen, die Siebenkämpferinnen und die Werferinnen weisen eine leichte, nicht signifikante Erhöhung auf.

Zusammenfassend kann gesagt werden: Dem Prolaktin kommt bei der hormonellen Regulation des weiblichen Zyklus eine entscheidende Funktion zu, wobei verschiedene Sportarten und die dazu notwendigen Trainingsformen eine mehr oder minder sensible Ansprechbarkeit der Prolaktinausschüttung zu bewirken scheinen.

Ausdauertrainierte Frauen, die über Jahre dieses harte Training absolvierten, zeigen bei unserer Untersuchung niedrigere Prolaktinspiegel; diese steigen aber durch intensive Ergometerbelastung signifikant an. So könnte es auch im hormonellen Bereich zu einer Ökonomisierung und Adaption an Dauerstreß kommen, der über andere hormonelle Regulationen zu Amenorrhö oder Oligomenorrhö führt.

Diese Ergebnisse müssen sicherlich durch weitere Untersuchungen an größeren Gruppen von Frauen überprüft werden, insbesondere sollten die Sportlerinnen auch leistungsspezifisch ausbelastet werden. Mit Hilfe von Eigenbeobachtungen der Sportlerinnen könnte auf eine mögliche zyklusabhängige Leistungsstärke eingegangen werden (z.B. Zyklogramm), um somit eine komplexe Betrachtung der Einflüsse des Leistungssports auf die hormonelle Regulation zu ermöglichen.

Literatur

Boyden T, Pamenter R, Grosseo D, Stanforth P, Rotkis T, Wilmore J (1982) Prolactin responses, menstrual cycles and body composition of women runners. J Clin Endocrinol Metab 54:711

Brisson G, Volle M, de Carefel D, Deshairnais M, Tanaka M (1980) Exercise induced dissociation of blood prolactin response in young women according to their sport habits. Horm Metab Res 12:177

Dale E, Gerlach D, Wilhite A (1979) Menstrual dysfunction in distance runners. Obstet Gynecol 54:47

Da Prada M (1976) Simultaneous radioenzymatic determination of plasma and tissue adrenaline, noradrenaline and dopamine within the fentomole range. Life Sci 19:1161

Eggstein M, Kreutz FH (1966) Eine neue Bestimmung der Neutralfette im Blutserum und Gewebe (I. Mitteilung). Klin Wochenschr 44:262

Frisch RE, Gotz-Welberger AV, McArthur JW et al. (1981) Delayed menarche and amenorrhoe of college athletes in relation to age of onset training. JAMA 246:1559

Harms PG, Lauglier P, McCann SM (1975) Modification of stress-induced prolactin release by dexamethasone or adrenalectomy. Endocrinology 96:475

Hierholzer K, Neubert D (1977) Endokrinologie, Bd I. Urban & Schwarzenberger, München, SS 75 u. 121

Hohorst HJ (1962) L-(+)-Lactat, Bestimmung mit Lactatdehydrogenase und DPN. In: Bergemeyer HU (Hrsg) Methoden der enzymatischen Analyse. Chemie, Weinheim S 266

Horrobin DF (1976) Normal levels and effects of various stimuli and drugs on secretion. Prolactin. Eden, Montreal, pp 30

Jacobs LS, Snyder PJ, Utiger RD, Daughaday WH (1973) Prolactin response to thyreotropin-releasing hormone in normal subjects. J Clin Endocrinol Metab 36:1069

Keibel D (1974) Nebennierenrindenhormone und sportliche Leistung. Med Sport 14:65

Keul J, Linnet N, Eschenbruch E (1968) The photometric autotitration of free fatty acids. Z Klin Chem Biochem 6:394

Keul J, Doll E, Keppler D (1969) Muskelstoffwechsel. Barth, München, SS 65

Kindermann W, Keul J (1977) Anaerobe Energiebereitstellung im Hochleistungssport. Hoffmann, Schorndorf, SS 26

Krulich L, Hefco E, Illner P, Read CB (1974) The effects of acute stress on the secretion of LH, FSH, prolactin and GH in the normal male rat, with comments on their statistical evaluation. Neuroendocrinology 16:293

Kuoppasalmi K, Näveri H, Rehunen S, Härkönen M, Adlercreutz H (1976) Effect of strenous anaerobic running exercise on plasma growth hormone, cortisol, luteinizing hormone, testosterone, androstendione, estrone and estradiol. J Steroid Biochem 7:823

Labhart A (1978) Die Nebennierenrinde. In: Labhardt A (Hrsg) Klinik der inneren Sekretion. Springer, Berlin Heidelberg New York, SS 286

Lamming GE, Moseley SR, McNeilly JR (1974) Prolactin release in the sheep. J Reprod Fertil 40:151

Lehmann M, Keul J, Schmid P, Kindermann W, Huber G (1980) Plasmakatecholamine, Glukose und Laktat sowie aerobe und anaerobe Kapazität bei Jugendlichen. Dtsch Z Sportmed 10:287

Lehmann M, Keul J, Berg A, Stippig J (1981a) Plasmakatecholamine und metabolische Veränderungen bei Frauen während Laufbandergometrie. Eur J Applied Physiol 46:305

Lehmann M, Keul J, Korsten-Reck U (1981b) Einfluß einer stufenweisen Laufbandergometrie bei Kindern und Erwachsenen auf die Plasmakatecholamine, die aerobe und anaerobe Kapazität. Eur J Applied Physiol 47:301

Malina RM, Harper AB, Avenet HH, Cambell DE (1973) Age at menarche in athletes and non-athletes. Med Sci Sports Exerc 5:11

Noel GL, Suh HK, Stone JG, Frantz AG (1972) Human prolactin and growth hormone release during surgery and other conditions of stress. J Clin Endocrinol Metab 35:840

Robyn C, Delvoye P, Notkin J, Vekemans M, Badawi M, Perez-Lopez FR, L'Hermite M (1973) Prolactin and human prolactin reproduction. In: Robyn C (ed) (1973) Human prolactin. Excerpta Medica, Amsterdam, SS 379

Sachs L (1970) Statistische Methoden. Springer, Berlin Heidelberg New York

Scharschmidt F, Kirsten H (1971) Veränderungen des Hämatokritwertes bei Ausdauerbelastungen im Sport. Med Sport 11:343

Schernthaner G, Mühlhauser I, Seebacher C, Ukoponmwan O (1981) Nichtglukoregulatorische Hormone während Ergometerbelastung bei juvenilen Diabetikern. Acta Med Austriaca 8:54

Schmid P, Wolf W, Pessenhofer H, Schwaberger G, Pristautz H, Leb G (1982) Prolaktinverhalten bei Männern unter körperlicher Belastung. Akt Endokrinol Stoffwechselkr 3:135

Schwinn G, Mühlen A vz, Köbberling J, Halves E, Wenzel W, Meinhold H (1975) Plasma prolactin levels after TRH and chlorpromazine in normal subjects and patients with impaired pituitary function. Acta Endocrinol (Copenh) 79:663

Shangold MM, Gatz ML, Thyssen B (1981) Acute effects of exercise on plasma concentrations of prolactin and testosterone in recreational women runners. Fertil Steril 35:699

Slein NW (1962) D-Glukose, Bestimmung mit Hexokinase und Glukose-6-Phosphat-Dehydrogenase. In: Bergemeyer HU (Hrsg) Methoden der enzymatischen Analyse. Chemie, Weinheim, SS 117

Spitz IM (1979) The prolactin response to repeated intravenous stimuli. Horm Metab Res 11:319

Weicker H, Zachmann L, Barwich D (1983) Einfluß des Trainingsvolumens auf die Regulation der Gonadotropine und Ovarialhormone bei Ausdauersportarten und technischen Disziplinen. In: Keul J, Reindell H (Hrsg) Der sporttreibende Bürger - Gefährdung oder Gesundung. Perimed, Erlangen, SS 53-64

Werder K von (1976) Prolaktin. Fortschr Med 94:189

Werder K von, Fahlbusch R, Kjosk HK (1977) Hyperprolaktinämie. Internist 18:520

Werder K von, Clemm KC, Kerner W, Scriba PC (1975) A hPRL-RIA using antibodies ag "little component of serum hp." Endocrinology 96:358

Wolf W, Schmid P, Schwaberger G, Pessenhofer H (1982) Cortisol, Insulin, STH und Glucagon bei maximalen und submaximalen physischen Belastungen. Österr J Sportmed 4:28

Wurster KG, Keller E, Zwirner M, Schindler AE, Jeschke D (1982) Endocrine studies in female top athletes: hormonal changes during competitions and under standardized ergometric exercise. XIII Internat. Congress of the Internat. Society of Psychoneuroendocrinology, Tübingen, July 18-22 th, 1982

Beeinflussung endokriner Organe durch Hochleistungssport – Ovar

K.G. WURSTER, E. KELLER, T. SCHUMACHER, C. POHL, H. UNTERBERG

Einleitung

Extreme sportliche Belastungen sind heute keine Sache von ein paar wenigen Außenseitern mehr. Die Joggingwelle wurde für viele zu einer wahren Sucht, aus dem einsamen Läufer wurden Scharen, die durch die Wälder ziehen. Auch die Frauen haben im Zeichen ihres Anspruchs, gleiche Leistungen wie das scheinbar starke Geschlecht erreichen zu können, nach der Krone des Langstreckenlaufes gegriffen. Bei den Weltmeisterschaften in Helsinki und den Olympischen Spielen in Los Angeles fand zum ersten Mal ein Marathonlauf auch für Frauen statt. Selbst in der Extremform der Ausdauerbelastung, dem Triathlon, finden sich immer mehr Frauen.

Was bedeutet nun die extreme Trainings- und Wettkampfbelastung für Frauen im Hinblick auf ihr endokrines und im speziellen ihr reproduktives System?

Literaturübersicht

Von einer Reihe von Autoren wissen wir, daß die Rate an Oligo- und Amenorrhöen unter Sportlerinnen weit höher liegt als in der Durchschnittsbevölkerung (Tabelle 1). Die Einzeldaten schwanken zwischen 0 % bei KABISCH (1972) über 12 - 20 % bis hin zu 50 % bei

Tabelle 1. Oligo- Amenorrhö bei Sportlerinnen (in %)

Autor	
Erdelyi (1962)	10-12
Zhanel (1971)	13
Kabisch (1972)	0
Feicht et al. (1978) (Marathon)	50
Dale et al. (1979)	23-34
Speroff u. Redwine (1980)	8
Baker (1981)	39
Ahmed et al. (1982)	20
Wurster (1984)	20

* Diese Untersuchungen wurden durch das Bundesinstitut für Sportwissenschaft, Köln-Lövenich, dankenswerterweise gefördert (VF 0407/04/11/83)

FEICHT et al. (1978). In seiner Untersuchung sind eine Großzahl Marathonläuferinnen. DALE et al. (1979) haben als erste systematisch aufgezeigt, daß die zunehmende Laufleistung pro Woche ein wesentlicher Faktor für die erhöhte Oligo- Amenorrhörate ist.

SHANGOLD et al. (1979) haben gezeigt, daß sich hormonelle Parameter durch Training ändern. Verglichen wurden mittluteale Werte in 3 Kontrollzyklen mit nur 2 Meilen/Woche Training und in 3 Zyklen mit 16, 21 und 32 Meilen/Woche Trainingspensum. Östradiol und Progesteron sind in den 3 Zyklen mit Training deutlich niedriger als in den Kontrollzyklen. Der LH-Gipfel ist niedriger, die erreichte Progesteronkonzentration vermindert.

Bei den erreichten Progesteronwerten bestehen gerade in der Arbeit von SHANGOLD et al. (1979) erhebliche Unterschiede zwischen Training und fehlender körperlicher Belastung. Diese reduzierten Progesteronwerte könnten bei entsprechender Ausprägung zur Corpus-luteum-Insuffizienz führen.

Rühren die im Serum gemessenen Konzentrationsänderungen der ovariellen Steroide von einer hypothalamisch-hypophysären Stimulation in Richtung Ovar her, wie sie H. A. KEIZER (Kap. 2) aufgezeigt hat? Dieser Frage möchte ich nachgehen.

BONEN et al. (1979) haben bei 10 untrainierten Frauen direkt vor und nach einer 30minütigen Fahrradergometerbelastung die ovariellen Steroide gemessen (Tabelle 2). Sie fanden eine gut 13 %ige Steigerung von Östradiol direkt nach der Belastung sowie einen Anstieg von rund 37 % bei Progesteron. Wir haben ähnliche Untersuchungen durchgeführt und bei Östradiol einen signifikanten Anstieg von 32 % ($P < 0,01$) und bei Progesteron einen signifikanten Anstieg von 39 % ($P < 0,001$) gefunden. BONEN et al. (1979) fanden den Progesteronanstieg nur dann, wenn die körperliche Belastung mindestens 70 % der maximalen O_2-Aufnahme betrug. Sie konnten keine Abhängigkeit von den verschiedenen Zykluszeitpunkten nachweisen. Dies würde bedeuten, daß erst oberhalb einer bestimmten Belastungsstufe mit hormonellen Änderungen zu rechnen ist, wobei sicher Zeitdauer und Intensität der Belastung eine wichtige Rolle spielen.

Tabelle 2. Östradiol- und Progesteronveränderungen durch sportliche Belastung bei Untrainierten

Autor	Hormon	n	Vor Belastung [$\bar{x} + SD$]	Nach Belastung [Δ%]
BONEN et al. (1979)	E_2	10	163 + 45,7	13,5
eigene Untersuchungen	E_2	30	102 + 16,2	32,0
BONEN et al. (1979)	P	10	1,60 + 0,60	37,6
eigene Untersuchungen	P	10	0,97 + 0,52	39,2

In der Literatur unbeantwortet blieben 2 Fragen, denen wir in eigenen Untersuchungen nachgegangen sind:

1. Welche hormonellen Änderungen laufen in der Phase während und direkt im Anschluß an eine sportliche Belastung ab, speziell bei Spitzenathletinnen?
2. Gibt es in Abhängigkeit vom Belastungsmuster (Kurzzeit- bzw. Langzeitbelastung) Unterschiede in der Hormonantwort?

Die Leichtathletik bietet günstige Voraussetzungen zur Durchführung solcher Untersuchungen:

a) Die Leichtathletinnen haben intensives Leistungstraining meist erst nach der Pubertät begonnen, so daß mögliche sportbedingte Einflüsse auf die Ausreifung des hormonellen

Regelkreissystems weitgehend entfallen.

b) Durch die Disziplinunterschiede vom Sprint über die Langstrecke hin zum Marathonlauf vollzieht sich ein kontinuierlicher Übergang von sich oft wiederholenden anaeroben Kurzzeitbelastungen bis zur weitgehend aeroben Langzeitbelastung eines Marathonlaufes.

c) In der Leichtathletik ist die sportliche Leistung in Zeiten und Weiten meßbar. Somit besteht die einfache Möglichkeit zum intra- wie interindividuellen Leistungsvergleich.

Eigene Untersuchungen

Wir haben 3 Gruppen untersucht:

- 47 Spitzenathletinnen der Leichtathletik-Nationalmannschaft (A- bis D-Kader) in den Bereichen Kurz-, Mittel-, Langstrecke sowie Wurf;
- 5 weibliche und 20 männliche Marathonläufer mit Bestzeiten bis maximal 3 h 05 min bei den Frauen sowie 2 h 50 min bei den Männern;
- 30 Studentinnen als untrainierte Vergleichsgruppe; sie betrieben weniger als 2 h Sport pro Woche.

Untergruppen wurden im Fall der Einnahme oraler Kontrazeptiva gebildet. Blutabnahmen erfolgten durch einen Venenkatheter 60 und 1 min vor der Belastung, 1 - 2 Bestimmungen während der Belastung sowie 1, 5, 10, 30 und 60 min nach Abbruch körperlich erschöpfender Arbeit.

Die sportliche Belastung erfolgte disziplinspezifisch entweder im Training oder auf dem Laufband, bei den Untrainierten auf dem Fahrradergometer bis zur körperlichen Erschöpfung. Der Belastungsmodus wurde so gewählt, daß er der Belastung entsprach, der sich die Athletin im Training und Wettkampf tagtäglich aussetzt. Denn es hätte wenig Sinn und Aussagekraft im Hinblick auf die normalerweise ablaufenden Hormonveränderungen, wenn man eine Kugelstoßerin Marathon laufen ließe oder eine Marathonläuferin die langausdauernde Belastung mit der völligen Erschöpfung gerade im Langstreckenlauf bei den Untersuchungen nicht nachvollziehen würde. Insoweit sind standardisierte Belastungen in bezug auf die Interpretation von Hormonveränderungen und somatischen Auswirkungen, die möglicherweise durch den Sport entstehen, nur bedingt aussagefähig.

Östradiol

Über Östradiolanstiege durch die sportliche Belastung haben die Arbeitsgruppen um BONEN et al. (1979), KEIZER (1983), JURKOWSKY (1978) und CUMMING et al. (1981) berichtet. Ein Teil der Autoren sah jedoch nur Östradiolanstiege in der Corpus-luteum-Phase (BONEN et al. 1979; JURKOWSKY et al. 1978; CUMMING et al. 1981).

In unserer Untersuchung fanden wir Östradiolanstiege bei Sportlerinnen aller Disziplinen sowohl in der Follikel- wie der Corpus-luteum-Phase (Abb. 1). Mit Ausnahme des Marathonlaufs wurden die höchsten Werte 1 - 5 min nach der körperlichen Erschöpfung gemessen. Unsere Untersuchungen fanden nicht zu identischen Zykluszeitpunkten statt, so daß Unterschiede in den Ausgangswerten nicht mit Sicherheit auf Unterschiede in den Disziplinen schließen lassen.

Bei Östradiol kam es zu signifikanten Nettoanstiegen zwischen 25 und 36 % (Kurzstrecke $P < 0{,}05$, Mittelstrecke $P < 0{,}01$, Langstrecke $P < 0{,}05$, Untrainierte $P < 0{,}01$) ohne signifikante Unterschiede zwischen den einzelnen Disziplinen oder Zykluszeitpunkten. KEIZER (1983) fand bei 60 % maximaler Sauerstoffaufnahme 15 %ige Anstiege und bei 80 %iger Sauerstoffaufnahme bereits 40- bis 50 %ige Östradiolanstiege.

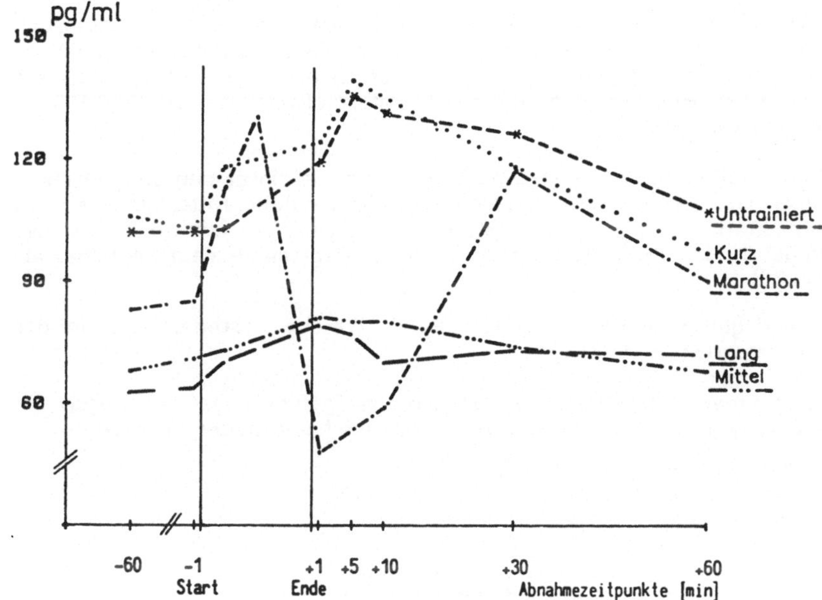

Abb. 1. Östradiol bei disziplinspezifischer Belastung (n = 73)

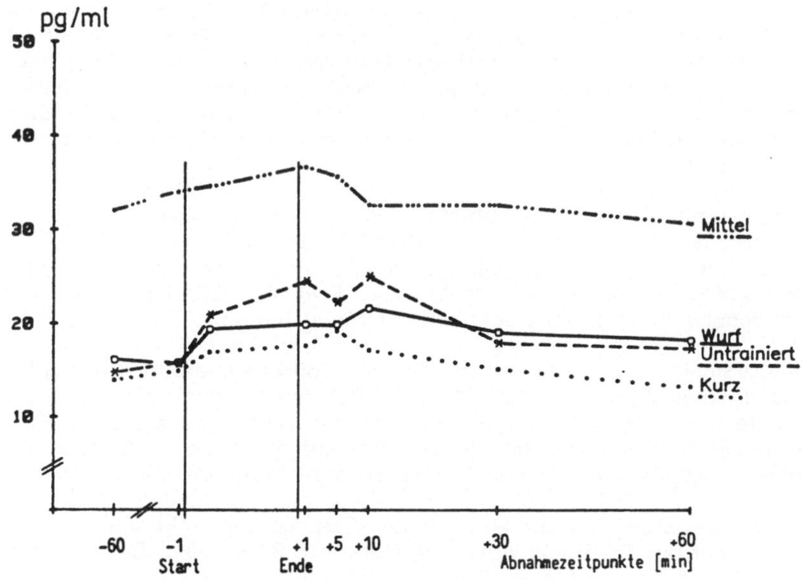

Abb. 2. Östradiol bei disziplinspezifischer Belastung unter hormonaler Kontrazeption (n = 30)

Bei 3 der 4 Marathonläuferinnen war Östradiol nach 2stündiger Laufzeit kontinuierlich angestiegen, es fiel jedoch am Ende der Belastung weit unter den Basalwert ab, um dann wieder zum Ausgangsniveau zurückzupendeln. Die 4. Marathonläuferin war leider am 1. Zyklustag untersucht worden. Bei dem sehr niedrigen Östradiolwert war ein Abfall zum Ende der Laufzeit nicht nachzuweisen.

Auch unter Einnahme hormoneller Kontrazeptiva (Abb. 2) kommt es unter den Sportlerinnen zu einem 15- bis 23 %igen signifikanten Anstieg (Kurzstrecke $P < 0{,}05$, Mittelstrecke n.s., Wurf $P < 0{,}05$). Es bestehen im Ausmaß des Anstiegs keine Unterschiede innerhalb der Disziplinen. Der Anstieg bei den Untrainierten betrug 65 % und liegt damit deutlich höher als bei den Athletinnen ($P < 0{,}05$).

Was bedingt nun den passageren Anstieg von Östradiol? Welche Systeme sind an der Veränderung der Hormonkonzentration beteiligt?

SHANGOLD (1981) hat in einer Aufstellung jene Systeme aufgeführt, die sich durch die körperliche Belastung ändern und damit die Hormonkonzentration beeinflussen könnten:

1. Produktionsrate (glandulär - extraglandulär),
2. Metabolisierung (Enzymverfügbarkeit - Substratverfügbarkeit),
3. Clearancerate (Leber, Niere),
4. Plasma- und Gewebekonzentration
   - Verschiebung zwischen den Flüssigkeitskompartimenten,
   - Ergebnis der unter 1. - 3. genannten Veränderungen.

Die periphere Wirkung der Hormone hängt zusätzlich von dem Verhältnis zwischen proteingebundenem und freiem Steroid ab. An der Bindung sind spezifische und unspezifische Transportproteine beteiligt. Sie ist deutlich temperaturabhängig und spielt für die Hormonverfügbarkeit am Rezeptor eine wichtige Rolle. Beim Marathonlauf steigt bei Außentemperaturen oberhalb von 20° C die Körpertemperatur leicht bis auf 41° C . Dadurch nimmt nach KEIZER et al. (1982) der Anteil an ungebundenem Hormon um ca. 50 % zu. Somit ist davon auszugehen, daß die am Rezeptor verfügbare Östradiolkonzentration weit höher liegt als die gemessenen 25 - 35 %. Diese Änderung sagt jedoch noch nichts aus über die daraus resultierende biologische Aktivität des Hormons. Ob dieser Umstand auch für die deutlich bessere Trainings- und Wettkampfeffektivität bei warmem Wetter oder Körper eine entscheidende Rolle spielt, ist bisher nicht bekannt.

Östradiol wird in Ruhe vornehmlich vom Ovar gebildet, wohl ebenfalls in pulsatiler Weise entsprechend den Gonadotropinen. Ein kleiner Teil stammt aus der Nebenniere. Eine zusätzliche Östrogenfraktion kommt aus der extraglandulären Aromatisation von Androgenen, die im Fett, Skelettmuskel und Knochenmark abläuft (LANCOPE et al. 1978). Der Abbau der Östrogene geschieht durch hepatische und extrahepatische Metabolisierung.

KEIZER (1983) hat mittels radioaktiver Östradiolgaben die metabolische Clearancerate unter körperlicher Teil- und Maximalbelastung ermittelt (Abb. 3). Bei den 6 Einzelfällen fällt die relativ hohe interindividuelle Streuung auf. Die mittlere metabolische Clearancerate sinkt nach 10minütiger Belastung bei 70 % der maximalen Sauerstoffaufnahme um 37 % ab. In der 30minütigen Erholungsphase bleibt die metabolische Clearancerate weiter reduziert.

Im Falle einer Erhöhung der Belastung bis zur körperlichen Erschöpfung sinkt die metabolische Clearancerate (Abb. 4) auf nur 20 % des Wertes in Ruhe (KEIZER 1983). Daraus ließe sich schließen, daß bei 80 %ig reduzierter Metabolisierung und nur 25- bis 60 %igem Anstieg von Östradiol im Plasma auch die Sekretion aus dem Ovar reduziert sein müßte. KEIZER konnte 1982 zeigen, daß die pulsatile Ausschüttung von Östradiol nach körperlicher Belastung verschwunden war. Dies ist um so verständlicher, da LH und FSH ebenfalls unter der Belastung, möglicherweise wegen der negativen Rückkopplung erhöhter Östrogene, abfallen und damit eine verminderte Stimulation des Ovars bedingen.

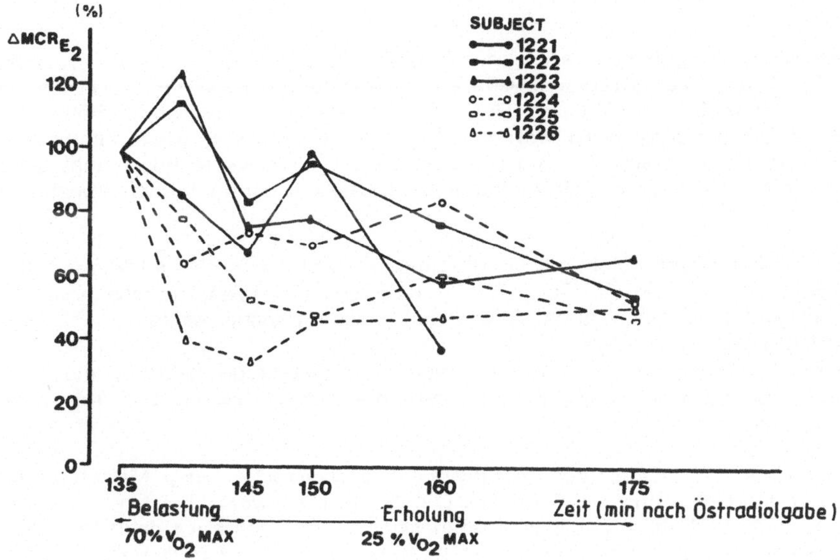

Abb. 3. Durchschnittliche relative Änderungen (Prozentsatz des durchschnittlichen Basalwerts) der metabolischen Clearancerate von Östradiol (MCR E_2) während körperlicher Arbeit bei 6 Frauen. Durchgezogene Linien : Untrainierte, gestrichelte Linien : Trainierte. (Aus KEIZER 1983)

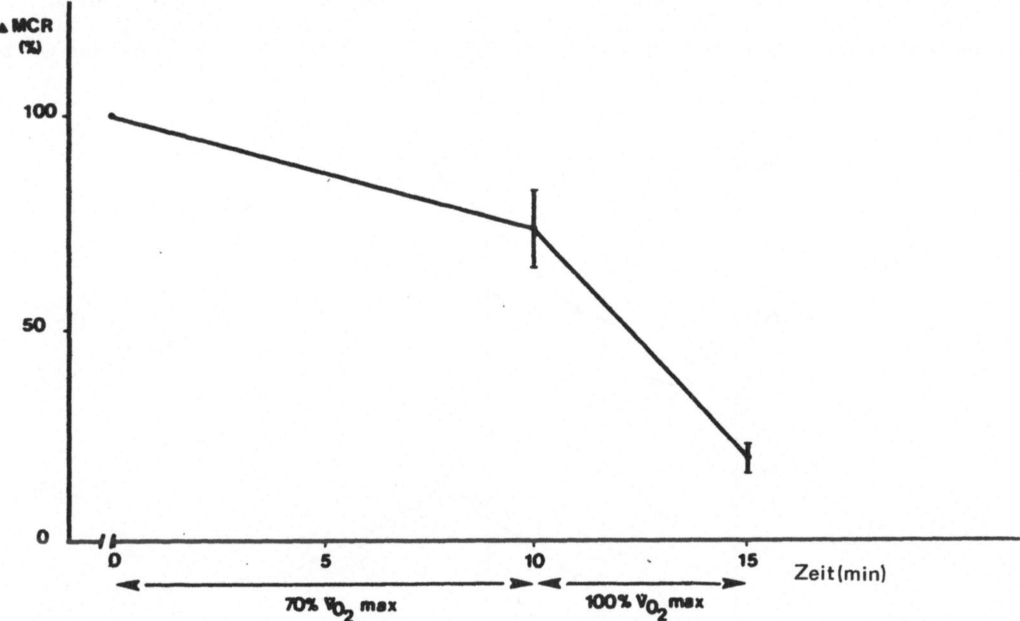

Abb. 4. Durchschnittliche relative Änderungen (Prozentsatz des durchschnittlichen Basalwerts) der metabolischen Clearancerate von Östradiol (MCR E_2) während körperlicher Arbeit bei 9 Frauen in der Follikelphase. (Aus KEIZER 1983)

Progesteron

In eigenen Untersuchungen stieg Progesteron in der Follikelphase durch disziplintypische Belastung um 33 - 65 % an (Kurzstrecke $P < 0{,}01$, Mittelstrecke $P < 0{,}05$, Langstrecke $P < 0{,}005$, Untrainierte $P < 0{,}001$, s. Abb. 5). Positive Korrelationen zwischen Höhe des Progesteronanstieges und Belastungsmodus waren nicht zu erkennen. Das Maximum wurde nach 1 - 5 min Erholungszeit gemessen. Nach 1 h waren die Ausgangswerte noch nicht ganz erreicht. Unterschiede in den Basiswerten sind bedingt durch die unterschiedlichen Abnahmen im Zyklus.

BONEN et al. (1979) und JURKOWSKY et al. (1978) fanden ebenfalls in 38 - 40 % der Fälle Progesteronanstiege bei 70 % VO_2max (für 30 - 40 min). KEIZER (1983) sah ähnliche Anstiege bei Trainierten und Untrainierten. Nach einem 3monatigen Training konnte er keine veränderten Basal- und Belastungswerte nachweisen.
In der Corpus-luteum-Phase stiegen bei unseren eigenen Ergebnissen (Abb. 6) die Progesteronwerte während und nach der sportlichen Belastung an, mit Maxima 1 - 5 min nach Abbruch wegen Erschöpfung.

Die Anstiege betrugen 14 - 26 % bei den Athletinnen (Kurzstrecke n.s., Mittelstrecke $P < 0{,}05$) sowie 38 % bei den Untrainierten ($P < 0{,}01$). Die Progesteronwerte bei Untrainierten blieben auch nach 1 h noch 13 % oberhalb des Ausgangswerts. Im Gegensatz dazu lagen die Progesteronkonzentrationen bei allen Trainierten nach 1 h zwischen 5 und 17 % **unterhalb** der zu Beginn gemessenen Spiegel. Ob dies Trainingseffekt ist oder vom höheren Belastungsmodus abhängt, ist unklar. Doch im Hinblick auf die erhöhte Rate einer Corpus-luteum-Insuffizienz sollte man diesem Umstand weitere Beachtung schenken.

Unter der Einnahme östrogen- gestagenhaltiger Antikonzeptiva fanden wir nach sportlicher Belastung Anstiege der Progesteronserumkonzentration (Abb. 7) bei den Werferinnen um 32 % (n.s.), den Mittelstrecklerinnen um 40 % ($P < 0{,}05$), den Sprinterinnen um 69 % ($P < 0{,}05$) und den Untrainierten um 76 % ($P < 0{,}05$). Der Zeitpunkt der erreichten Maximalwerte lag wie bei

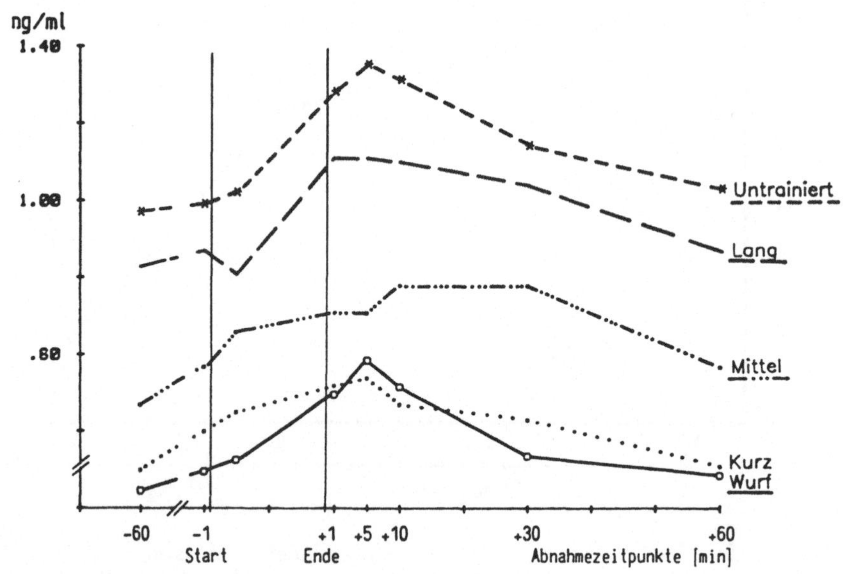

Abb. 5. Progesteron bei disziplinspezifischer Belastung in der Proliferationsphase (n = 51)

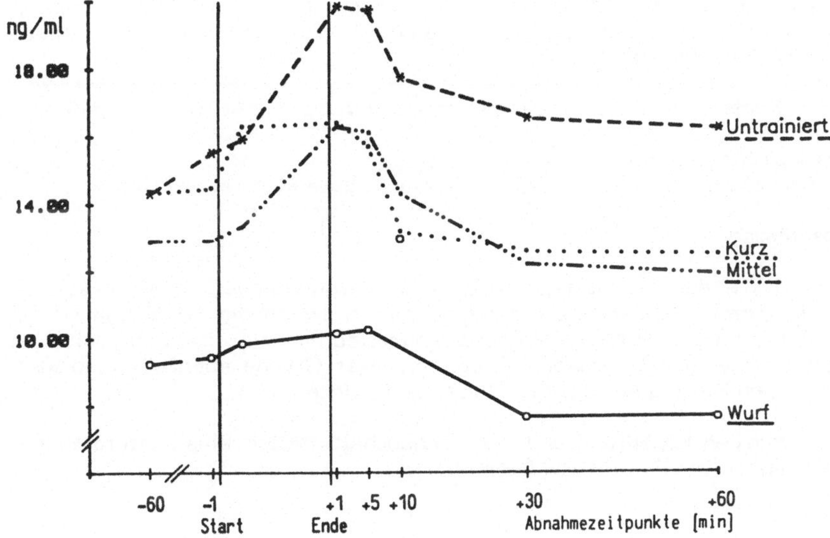

Abb. 6. Progesteron bei disziplinspezifischer Belastung in der Sekretionsphase (n = 16)

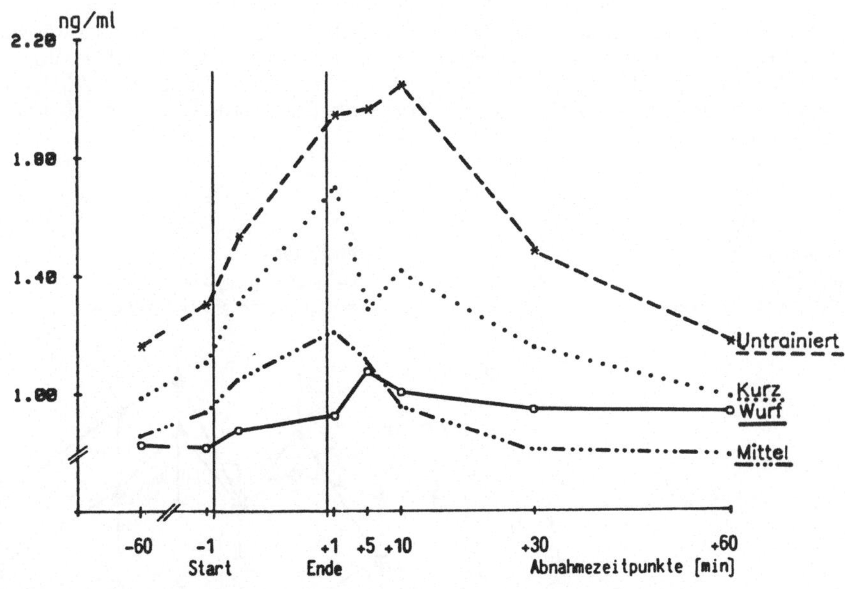

Abb. 7. Progesteron bei disziplinspezifischer Belastung unter hormonaler Kontrazeption (n = 29)

den bisher gezeigten Progesteron- und Östradioldarstellungen bei 1 bis maximal 10 min nach Abbruch der körperlich erschöpfenden Arbeit. Es gab keine erkennbaren Unterschiede in den Disziplinen und damit dem Belastungsmodus.

BONEN et al. (1983) bildeten in ihrer Untersuchung 3 Gruppen mit unterschiedlicher Ernährung :

- Gruppe 1 war seit 24 h nüchtern;
- Gruppe 2 nahm 3 h vor der sportlichen Belastung eine leichte Mahlzeit zu sich;
- Gruppe 3 bekam 17 min vor Beginn der Belastung zusätzlich 1,5 g/kg KG einer 20 %igen Glukoselösung.

In der Follikelphase bewirkte der Ernährungsmodus keine Veränderungen im Progesteronverhalten (Abb. 8). In der Corpus-luteum-Phase dagegen war in der normal ernährten und in der Glukosegruppe ein signifikanter ($P < 0{,}05$) Progesteronanstieg nachzuweisen. Die seit 24 h Nüchternen boten keine Progesteronänderung. LH war in dieser Gruppe ebenfalls niedriger, während die Ernährung keinen Einfluß auf das FSH-Verhalten zeigte.

Diese Zusammenhänge zwischen Ernährung und Hormonhaushalt stellen einen interessanten Bezug her zu den Ausführungen von G. MIRKIN (Kap. 8).

Physiologische Wirkungen von Östradiol und Progesteron

In Untersuchungen von DE BEER und KEIZER (1982a, 1982b) wurde der Wirkung von 17ß-Östradiol und Progesteron auf das Aktionspotential von isolierten Rattenherzen nachgegangen (Abb. 9). Bereits 1 min nach Zugabe von 17ß-Östradiol war die Dauer des Aktionspotentials reduziert. Die Wirkung war dosisabhängig und rasch reversibel. Der Mechanismus dieses Effekts scheint anhand der Testung verschiedener Blocker vornehmlich durch Beschleunigung des langsamen Ioneneinstroms bedingt zu sein. Progesteron reduziert die Dauer des Aktionspotentials geringer als Östradiol und reduziert den langsamen Einstrom. Östradiol steigert den langsamen Ioneneinstrom.

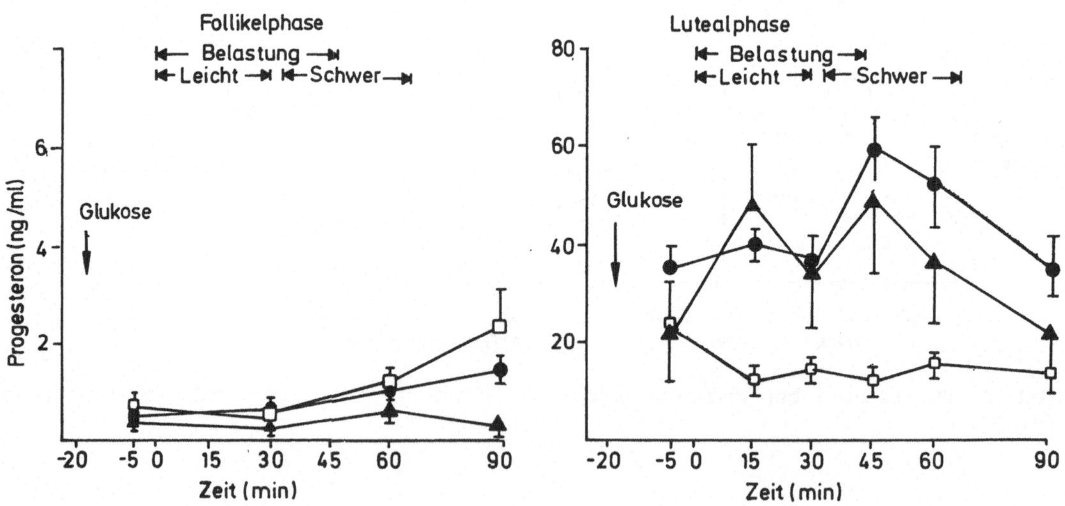

Abb. 8. Progesteronantwort auf leichte und schwere körperliche Belastung in der Follikel- und Lutealphase. (Aus BONEN et al. 1983)

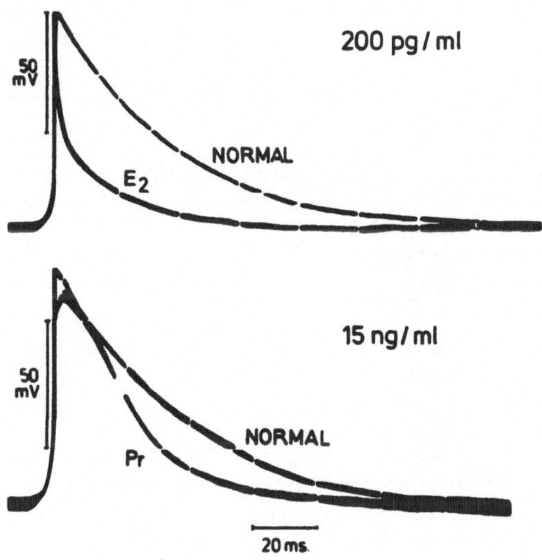

Abb. 9. Wirkung von Progesteron und Östradiol auf das Aktionspotential. Oben: 17-ß-Östradiol, unten: Progesteron. (Aus de BEER et al. 1982)

Welchen Stellenwert im Hinblick auf die körperliche Leistungsfähigkeit damit Änderungen bei Östradiol und Progesteron spielen, ist jedoch bisher unbekannt. Dies sollte Gegenstand weiterer Untersuchungen sein.

Androgene

Das Ovar produziert zusätzlich geringe Mengen von Androgenen. Hauptproduktionsort ist jedoch die Nebenniere. Ein wesentlicher Teil von Testosteron entsteht durch periphere Konversion aus Vorstufen.

Wie andere Autoren (KEIL et al. 1979; SCHMITT et al. 1981; KEIZER 1983) fanden wir ebenfalls Testosteronanstiege durch sportliche Belastungen (Tabelle 3). Das Maximum wurde meist nach ca. 60 % der körperlichen Belastung erreicht. Bei den Ausgangswerten wie den erreichten Maximalwerten bestehen keine Disziplinunterscheide.

Tabelle 3. Testosteron bei disziplinspezifischer Belastung (n = 85)

	n	Vor Belastung [ng/ml]	Nach Be tung [Δ%]	Zeitpunkt des Maximalwerts
Kurzstrecke	17	0,33	33	1 min nach Ende
Mittelstrecke	11	0,34	26	2/3 des Laufs
Langstrecke	8	0,51	14	2/3 des Laufs
Untrainierte	29	0,42	10	2/3 des Laufs
Marathon (Männer)	20	3,88	29	2/3 des Laufs

Der prozentuale Anstieg von Testosteron bei Männern unterschied sich nicht von jenem bei Frauen.

Die Bindung von Testosteron an SHBG ist sehr viel stärker als an andere Bindungsglobuline (Tabelle 4). Von der Bindung sowie der Konzentration von SHBG hängt der Anteil an freiem, biologisch aktivem Testosteron ab.

Tabelle 4. SHBG (sex hormone binding globulin) bei disziplinspezifischer Belastung (n = 88)

	n	Vor Belastung [nmol/l]	Maximaler Anstieg [%]
Kurzstrecke	15	87	3,4
Mittelstrecke	11	88	4,3
Langstrecke	8	84	4,9
Marathon (Frauen)	4	81	17,2
Marathon (Männer)	20	67	10,5
Untrainierte	30	75	9,2

Somit ist die Änderung von SHBG durch die sportliche Belastung für die Wirkung der Androgene wichtig. SHBG änderte sich nur im Marathonlauf, z. T. mitbedingt durch die Erhöhung des Hämatokritwerts von durchschnittlich 6,8 %. Untrainierte hatten niedrigere SHBG-Spiegel und einen rund 9 %igen SHBG-Anstieg nach der Belastung.

Nur das freie Testosteron ist biologisch aktiv. Seine Höhe ist für die androgene Wirkung wichtig. In unseren Untersuchungen (Abb. 10) sahen wir wesentliche Unterschiede innerhalb der Disziplinen (Kurzstrecke $P<0{,}05$, Mittelstrecke $P<0{,}05$, Langstrecke und Untrainierte n.s.). Mit zunehmender Laufstrecke nahm der Ausgangswert um fast 80 % zu (Lang- Mittelstrecke $P<0{,}05$, Lang- Kurzstrecke $P<0{,}05$). Das Maximum wurde bei den Trainierten

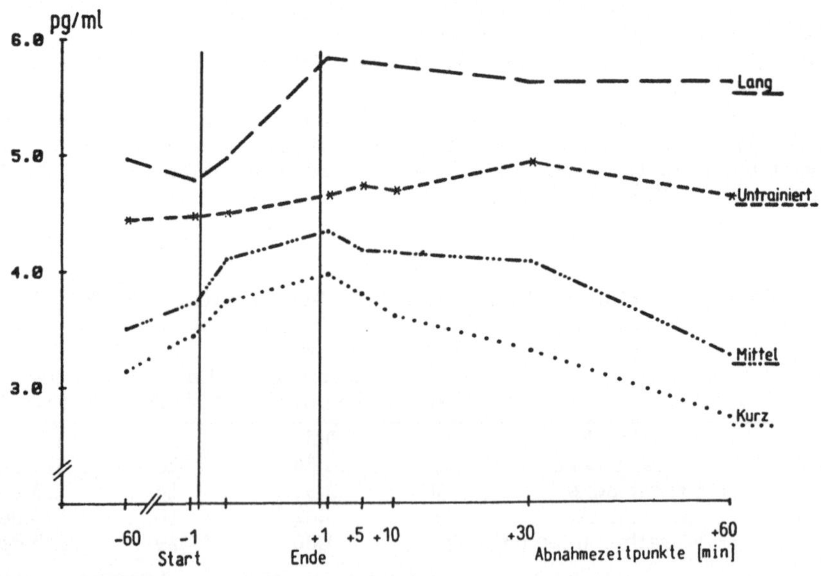

Abb. 10. Freies Testosteron bei disziplinspezifischer Belastung (n = 89)

nach 1 min und bei den Untrainierten nach 30 min erreicht. Beim Langstreckenlauf blieb der erhöhte freie Testosteronwert für zumindestens 1 h unverändert. Bei 2 von 5 Marathonläuferinnen sahen wir noch weit höhere freie Testosteronwerte am Ende der Belastung.

Testosteron wird in der Zelle in das wesentlich wirksamere Dihydrotestosteron (DHT) umgewandelt. Beim DHT konnten wir diese sehr hohen Unterschiede zwischen den Disziplinen mit hohen Werten beim Langstreckenlauf nicht nachweisen. Alle DHT-Werte lagen dicht beieinander.

Zusammenfassung

Durch die sportliche Maximalbelastung kommt es zu erheblichen Veränderungen der Serumkonzentrationen ovarieller Steroide. Östradiol steigt, unabhängig von der Zyklusphase, um 15 - 65 % an, auch unter hormoneller Kontrazeption. Die Progesteronwerte erhöhen sich um 33 - 65 % in der Follikel- und um 14 - 26 % in der Corpus-luteum-Phase, unter hormoneller Kontrazeption um 32 - 76 %. Während in der Follikelphase die Ausgangswerte nach einer Stunde Erholung wieder erreicht werden, fallen die Progesteronwerte in der Corpus-luteum-Phase nach 60 min Regeneration um 5 - 17 % unter das Anfangsniveau ab. Testosteron und vornehmlich freies Testosteron zeigen in ihrer dynamischen Änderung deutliche Unterschiede je nach Belastungsmodus.

Die höchsten Konzentrationen bei Östradiol und Progesteron werden 1 - 30 min nach Ende der körperlich erschöpfenden Belastung gemessen, unabhängig von Modus und Zeitdauer der sportlichen Tätigkeit.

Bei Östradiol ist die verminderte metabolische Clearance ein wesentlicher Faktor für die erhöhte Serumkonzentrationen. Bei den anderen ovariellen Steroiden wie den Androgenen liegen keine detaillierten Untersuchungen über Produktion und Metabolisierung unter sportlicher Belastung vor.

Zwar lassen sich noch keine klaren Beweisketten zwischen einerseits hormonellen und andererseits klinischen sowie somatischen Änderungen durch den Sport erstellen, doch ermöglicht der Sport als Untersuchungsmodell, das hormonelle Regelkreissystem besser zu verstehen.

Literatur

Ahmed LT, Meraouna A, Larbi LO (1982) Menstruation et sport féminin. J Gyn Obst Biol Repr II:697-701

Baker ER (1981) Menstrual dysfunction and hormonal status in athletic women: A review. Fertil Steril 36:691-696

Bonen A, Ling WY, MacIntyre KP, Neil R, MacGrail JC, Belcastro AN (1979) Effects of exercise on the serum concentrations of FSH, LH, progesterone, and estradiol. Eur J Applied Physiol 42:15-23

Bonen A, Haynes FJ, Watson-Wright W, Sopper MM, Pierce GN, Low MP, Graham TE (1983) Effects of menstrual cycle on metabolic responses to exercise. J Appl Physiol 55:1506-1513

Cumming DE, Strich G, Brunsting L, Greenberg L, Ries AL, Yen SSC, Rebar RW (1981) Acute exercise-related endocrine changes in women runners and non-runners. Fertil Steril 36:421-425

Dale E, Gerlach DH, Wilhite AL (1979) Menstrual dysfunction in distance runners. Obstet Gynecol 54:47-53

de Beer EL, Keizer HA (1982a) Direct action of estradiol-17ß on the atrial action potential. Steroids 40:223-231
de Beer EL, Keizer HA, Schiereck P, van Amerongen C (1982b) Effects of physiological doses of female sex hormones on the mechanical and electrical behaviour of the heart. In: Kenner T, Busse R, Hinghefer-Szalkay H (eds) Cardiovascular system dynamics: models and measurements. Plenum Publ. Corp., New York London, pp 613-620
Erdelyi GJ (1962) Gynecological survey of female athletes. AMA proceedings of the second national conference of the medical aspects of sports, November 1960. J Sports Med 2:174
Erdelyi GJ (1976) Effects of exercise on the menstrual cycle. Physician Sportsmed 4:79
Feicht CB, Johnson TS, Martin BJ, Sparkes RE, Wagner WW (1978) Secondary amenorrhoea in athletes. Lancet II:1145
Jurkowski JE, Jones NL, Walker WC, Younglai EV, Sutton JR (1978) Ovarian hormonal responses to exercise. J Appl Physiol 44:109-114
Kabisch D (1972) Congress of hungarian society of sports physicians; Cited by Erdelyi, 1976
Keil E, Scheibe J, Borner A (1979) Der Einfluß eines extremen Ausdauerlaufes auf Östradiol-, Testosteron- und Kortisolspiegel im Blut bei Frauen. Med Sport 19:373-375
Keizer HA (1983) Hormonal responses in women as a function of physical exercise and training. Uitgeverij de Vrieseborch, Haarlem, Netherlands
Keizer HA, Poortman J, Brunnik SJ (1980) Influence of physical exercise on sex-hormone metabolism. J Appl Physiol 48:765-769
Keizer HA, Kuipers H, Verstappen FTJ, Janssen E (1982) Limitations of concentration measurements for evaluation of endocrine status of exercising women. Can J Appl Sport Sci 7:79-84
Lancope C, Pratt JH, Schneider SH, Fineberg SE (1978) Aromatization of androgens by muscle and adipose tissue in vivo. J Clin Endocrinol Metab 46:146-156
Schmitt WM, Kindermann W, Schnabel A, Biro G (1981) Metabolismus und hormonelle Regulation bei Marathonläufern unter besonderer Berücksichtigung von Lebensalter, Trainingszustand und Geschlecht. Dtsch Z Sportmed 32:1-7
Shangold MM (1981) Do women's sports lead to menstrual problems? Obstet Gynecol 17:52-62
Shangold MM, Freeman R, Thysen B, Gatz M (1979) The relationship between long-distance running, plasma progesterone and luteal phase length. Fertil Steril 31:130-133
Speroff L, Redwine DB (1980) Exercise and menstrual function. Physician Sportsmed, 5:42-52
Wurster KG, Koros L (1984) Wechselbeziehungen zwischen Menstruationszyklus und körperlicher Belastung sowie Leistungsfähigkeit bei Leichtathletinnen des A- bis D-Kaders. In: Jeschke D (Hrsg) Stellenwert der Sportmedizin in Medizin und Sportwissenschaft. Springer, Berlin Heidelberg New York Tokyo
Zhanel K (1971) Fencing in relation to menstrual cycle an gestation. J Sports Med Phys Fitness 11:120

Reaktionsweisen des adrenalen Glukokortikoidsystems bei Sportlerinnen

D. BARWICH

Das adrenale Glukokortikoid- besser ZNS-Hypophysen-Nebennieren-System ist ein sehr komplexes Regulationssystem. In Struktur und Funktion gibt es zwischen Mann und Frau keine prinzipiellen Unterschiede. Um den Einfluß von Muskeltätigkeit und insbesondere von lokomotorischer Aktivität auf das System darzustellen, bedarf es zunächst einiger biologisch orientierter Bemerkungen zum System selbst.

Abbildung 1 zeigt ein schematisches Blockdiagramm dieses kybernetischen Systems, das sich aus einer Vielzahl von Regelkreisen zusammensetzt, wobei deren stets negative Rückkopplungsmechanismen über humorale und neuronale Bahnen ablaufen (YATES u. MARAN 1974). Alle Abschnitte des Systems unterliegen einer tageszeitlichen rhythmischen Funktionsänderung, welche endogen vorgegeben ist. Sichtbar wird dieses Verhalten an der zirkadianen Periodizität der ACTH- und Kortisolsekretion (Abb. 2). Der zirkadiane Grundrhythmus ist recht stabil, wird jedoch überlagert von epikritischen oder pulsatilen Oszillationen der ACTH- und Kortisolsekretion (KRIEGER 1982; WEITZMAN et al. 1971). Phasenverschiebungen der zirkadianen Rhythmik der hormonellen Sekretionsaktivität können durch externe Einflüsse

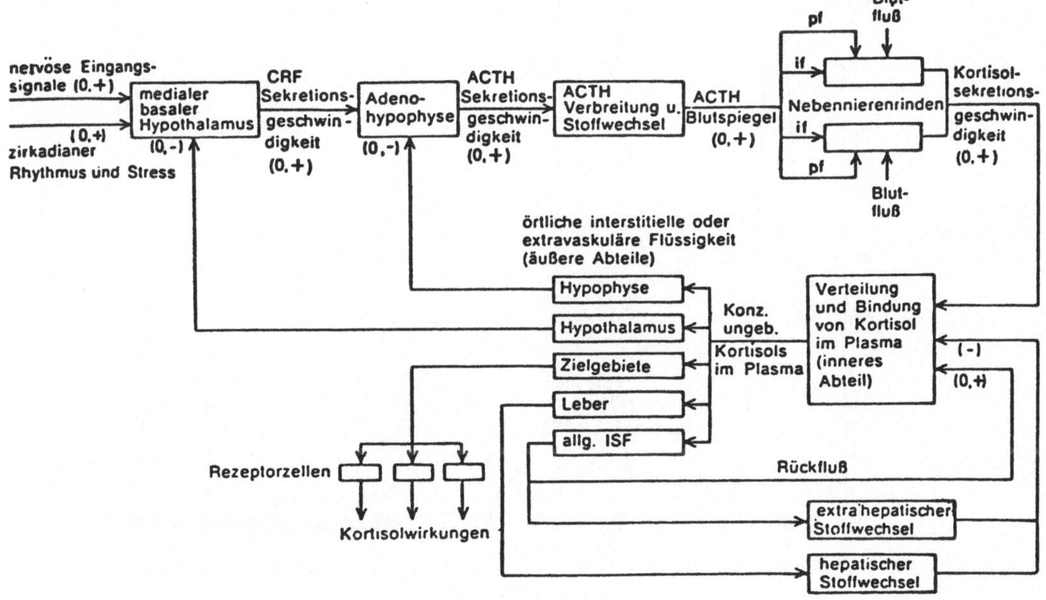

Abb. 1. Blockdiagramm des adrenalen Regulationssystems (Nach YATES u. MARAN 1974)

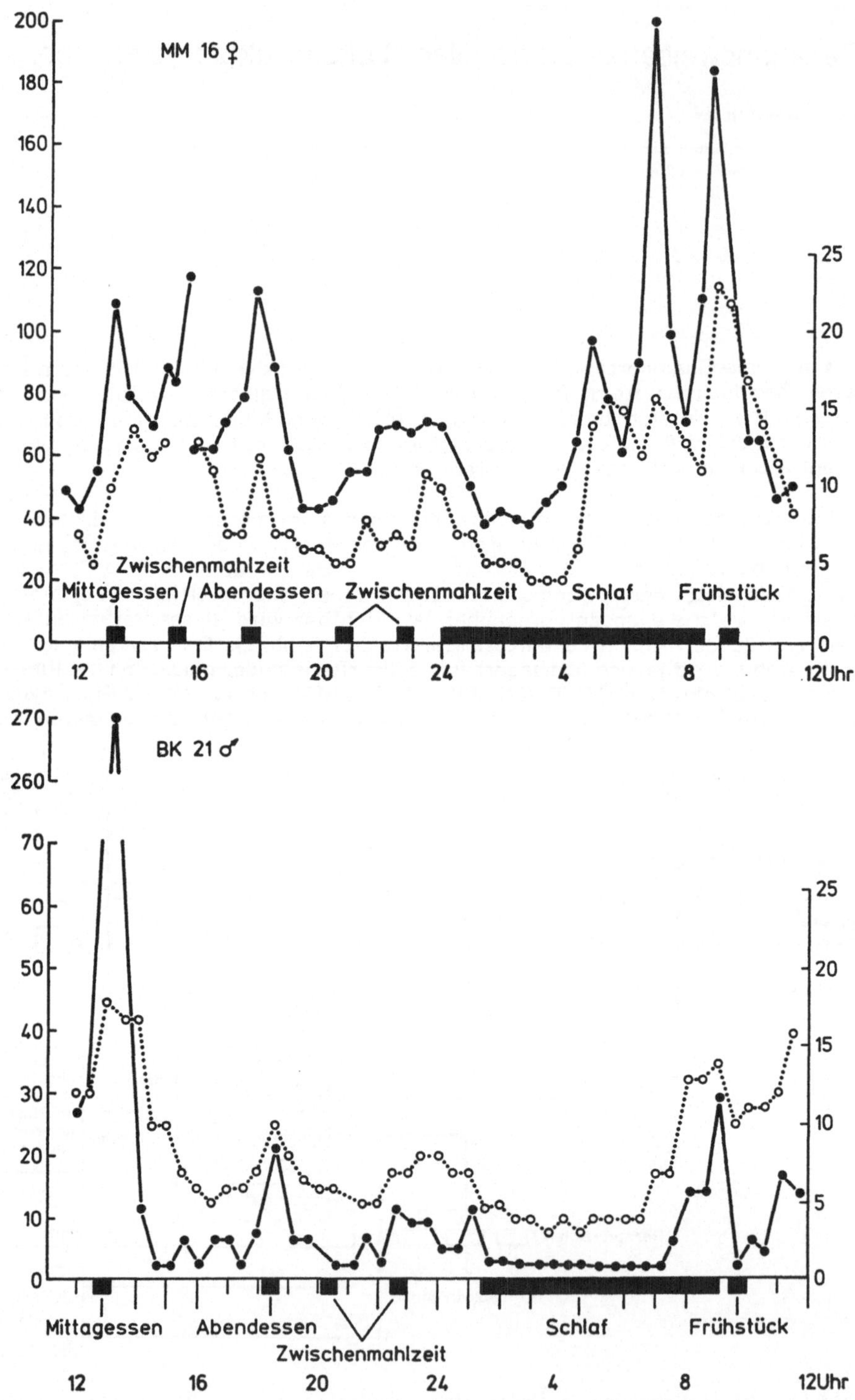

Abb. 2. Zirkadiane Rhythmik der ACTH- (o——o, in pg/ml) und Kortisolkonzentrationen (o……o, in μg/dl) im Plasma. (Nach KRIEGER 1982).

wie Änderungen der Hell- / Dunkel-, Ruhe- / Aktivitäts- bzw. der Schlaf- / Wachverhältnisse hervorgerufen werden (ASCHOFF 1978; YATES u. MARAN 1974). Über die Einstellung der biologischen Uhr hinsichtlich der Periodizitäten des Systems bei Sportlern ist meines Wissens nichts bekannt. Einstellungsänderungen sind aber durchaus möglich, zumal sich beim Sporttreibenden die Zeitgeber für die phasischen Rhythmen, z.B. durch Perioden unterschiedlicher Trainingsintensität oder durch kontinentalen Ortswechsel, ändern können. Es existieren darüber hinaus Phasenbeziehungen zu anderen hormonellen Regulationssystemen wie z.B. zur zyklischen Ovarialfunktion. Bei Tieren wird das adrenale Glukokortikoidsystem durch die Sexualhormone beeinflußt (KITAY et al. 1971). Für die sporttreibende Frau ist darüber nichts bekannt.

Körperliche Belastungen stimulieren zu jeder Tageszeit das adrenale Glukokortikoidsystem, auch in Zeitabschnitten, in denen normalerweise epikritische Sekretionsschübe von Kortisol auftreten (BRANDENBERGER u. FOLLENIUS 1975; FOLLENIUS u. BRANDENBERGER 1975). Das Ausmaß der Stimulation ist abhängig von der Intensität, der Dauer und der Art der Belastung (BARWICH et al. 1982; DAVIES u. FEW 1975; DESSYPRIS et al. 1976; FARRELL et al. 1982; FEW 1974; FEW et al. 1980; FYHRQUIST et al. 1975; GALBO 1983; KEIL et al. 1979; KUOPPASALMI 1976; KUOPPASALMI et al. 1980, 1981; MARESH et al. 1982; MULLIN u. HOWLEY 1974; SHEPHARD u. SIDNEY 1975; SUNDSFJORD et al. 1975; SUTTON et al. 1974; THARP 1975; VIRU u. OKS 1972; Viru et al. 1981; VIRU 1983; WURSTER et al. 1983), aber auch vom Trainingszustand (THARP u. BUUCK 1974; WHITE et al. 1975, 1976), Ernährungszustand (GALBO 1983) und von Umwelteinflüssen wie Kälte (WILKERSON et al. 1974) und Hypoxie (DAVIES u. FEW 1976).

Serumkinetische Hormonuntersuchungen zeigen, daß die für einen Sporttreibenden typischen Belastungsformen, die kurzzeitige maximale mit vorwiegend anaerober und die längerdauernde submaximale Belastung mit dominanter aerober Energiebereitstellung, mit charakteristischen Veränderungen der Serumhormonkonzentrationen von ACTH und Kortisol einhergehen (Abb. 3). Anstieg, Abfall und Amplitude der Serumspiegel von ACTH und Kortisol in der Belastungs- und Erholungsphase weisen unterschiedliche Latenzzeiten auf, d.h. der zeitliche Verlauf für die An- und Abschaltreaktion des adrenalen Glukokortikoidsystems ist variabel. Diese charakteristischen Zeitabläufe verdeutlichen, daß wenige Bestimmungen von Serumhormonkonzentrationen, etwa vor oder unmittelbar nach einer Belastung, die eigentliche Dynamik der sekretorischen Aktivität sowie von Hypophyse und Nebennieren nicht erkennen lassen.

Nahezu ungelöst und problematisch ist die Quantifizierung der gesteigerten Hormonproduktion. Aus der Serumkinetik von ACTH und Kortisol oder punktuell ermittelten Hormonspiegeln kann nicht auf die produzierten Hormonmengen rückgeschlossen werden. Denn Hormonkonzentrationen in der systemischen Zirkulation sind stets Ausdruck einer Summation von zahlreichen Faktoren (Abb. 4). Dabei ist zu beachten, daß nahezu alle Faktoren vor, während und nach körperlichen Belastungen sich verändern. Es gibt nur wenige Untersuchungen über Sekretions- und metabolische Clearanceraten von Kortisol bei körperlichen Belastungen (ANGELI et al. 1981; BONEN 1976; CASHMORE et al. 1977; FEW 1974). Die renale Ausscheidung von freiem Kortisol nimmt bei Belastungen zu, wobei hervorzuheben ist, daß Kortisolanstiege über 200 ng/ml die Bindungskapazitäten von Transkortin und Albumin für Kortisol überschreiten und damit der Anteil von freiem Kortisol im Serum zunimmt (VIRU u. OKS 1972); es kommt zu einer mehr oder weniger starken Glukokortikoidüberschwemmung des Organismus.

Eine Orientierungshilfe für die Beurteilung des zeitlichen Verlaufs der An- und Abschaltreaktion des adrenalen Glukokortikoidsystems ("on" bzw. "off response") auf den Reiz Muskelarbeit oder lokomotorische Aktivität geben die für den ruhenden Organismus geschätzten Zeitkonstanten, wie sie in Tabelle 1 aufgeführt sind.

ACTH steigt bei der Akutbelastung in der Art einer Sofortreaktion an. Die glandotrope Wirkung von ACTH benötigt eine gewisse Zeit, so daß der Kortisolanstieg verzögert nachfolgt. Bei der submaximalen dauerhaften Belastung sind ACTH- und Kortisolanstiege flacher und protrahierter. Ob die sekretorische Reaktion der endokrinen Drüsen dabei von der

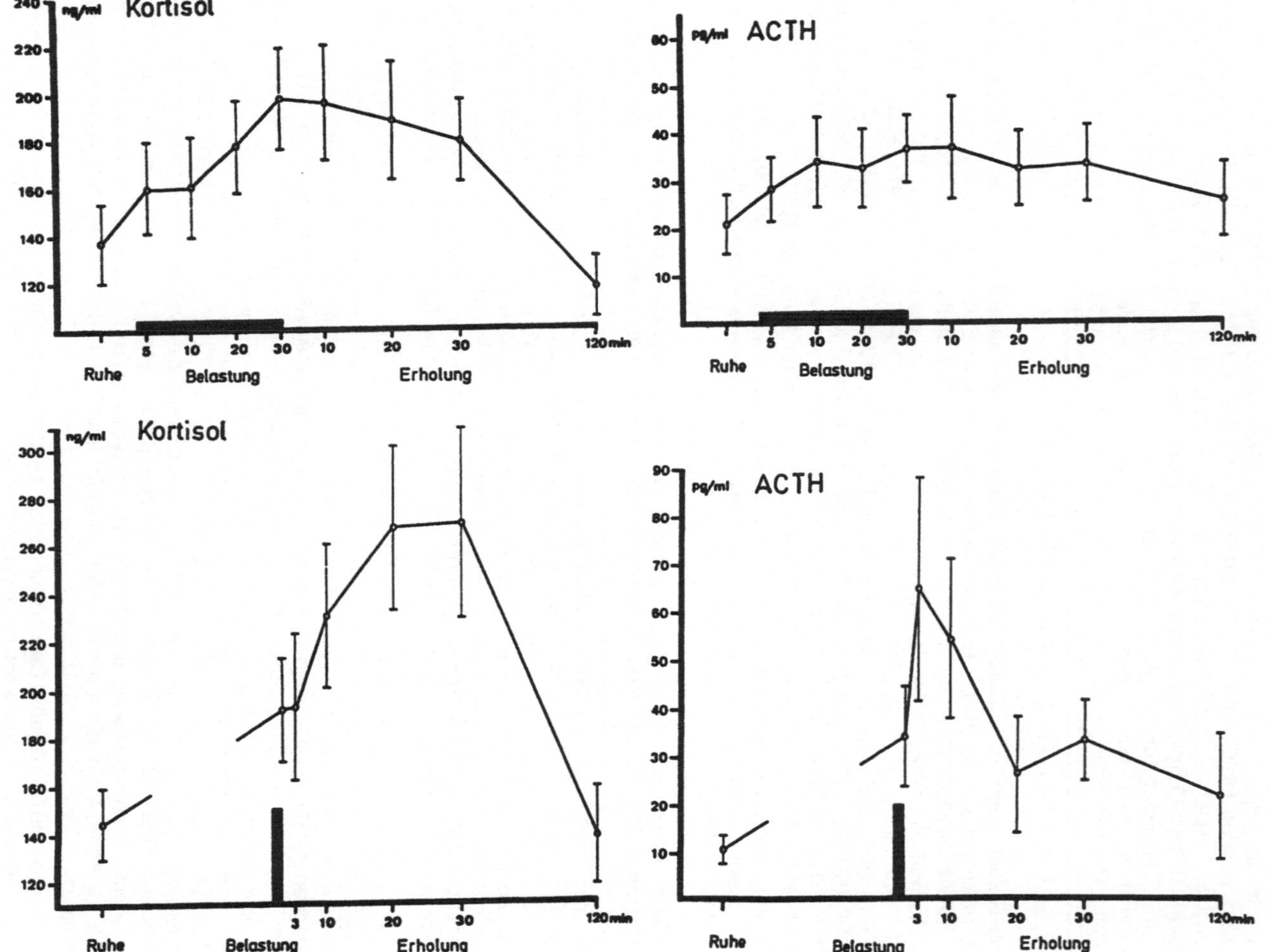

Abb. 3. Serumkinetik von ACTH ($\bar{x} \pm$ SEM) und Kortisol ($\bar{x} \pm$ SEM) bei 9 Probanden vor, während und nach einer maximalen und submaximalen Belastung auf dem Fahrradergometer

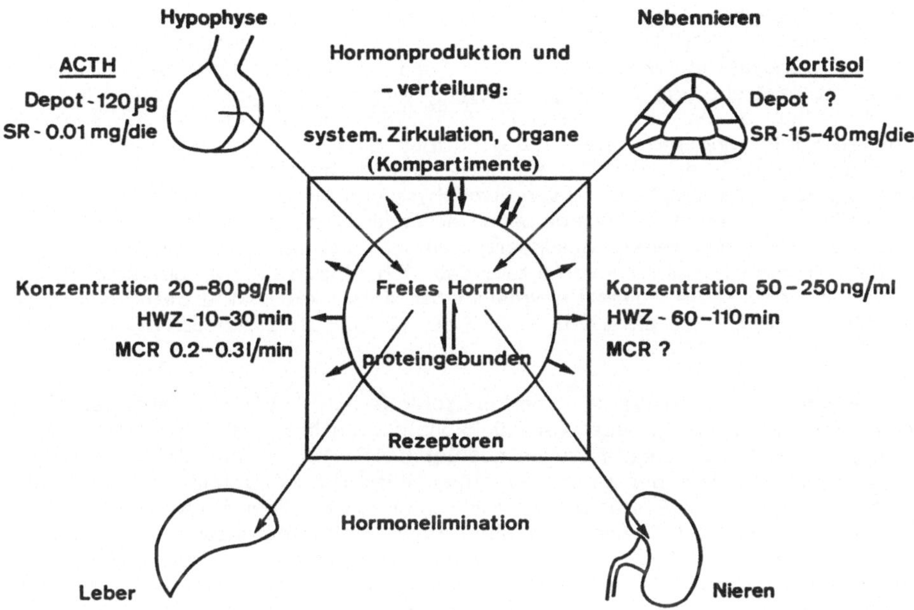

Abb. 4. Schematische Darstellung von Faktoren, die die Konzentration von Hormonen in der systemischen Zirkulation bestimmen

Tabelle 1. Zeitkonstanten im Glukokortikoidregelsystem (Nach YATES u. MARAN 1974)

Prozeß	längste, geschätzte Zeitdauer
ACTH - Vorwärtseffekt	1 Woche morphologisch 1/2 Tag funktionell
ACTH, negative Rückkopplung	3 Tage
Verzögerung der dosisabhängigen Rückkopplung (integraler feedback)	2 Stunden
Ungebundenes Kortisol, Metabolismus und Entfernung	1,5 Stunden
Zeitdauer der durch ACTH stimulierten Änderung der Kortikoidproduktion	40 Minuten
Verteilung von Kortisol	40 Minuten
Verzögerung der konzentrationsabhängigen Rückkopplung (differentialer feedback)	15 Minuten
ACTH-Metabolismus	10 Minuten
Verzögerung der ACTH-Wirkung auf die Nebennieren	1 Minute
Stimulation der ACTH-Freisetzung durch CRH	<1 Minute
Neurale Stimulation oder Hemmung der CRH-Freisetzung	<1 Minute
Zirkulationszeit der Hormone im Blut	15 Sekunden
Bindung der Kortikoidsteroide durch Plasmaproteine	<1 Sekunde

tageszeitlich unterschiedlichen Empfindlichkeit des Regulationssystems, wie es für den ruhenden Organismus bekannt ist, beeinflußt wird, ist für den Sporttreibenden nicht bekannt, jedoch anzunehmen. Grundsätzlich wird jedes Mal die hormonelle Homöostase gestört und das Regulationssystem ist bestrebt, die Gleichgewichtslage wieder herzustellen (DALLMAN u. YATES 1969; FOLLENIUS u. BRANDENBERGER 1975). Die hierfür vorhandenen Feedbackmechanismen differentialer und integraler Art benötigen dafür eine unterschiedlich lange Zeit. Die Zeitdauer läßt sich aus der Serumkinetik der Hormone in der Erholungsphase abschätzen. Eine sekretorische Erschöpfung von Hypophyse und Nebennieren scheint es nicht zu geben, bei Marathonläuferinnen finden sich nach Laufende die höchsten Kortisolkonzentrationen im Blut. Bei ausgesprochenen Ausdauersportarten ist allerdings in Analogie zu tierexperimentellen Untersuchungen zu vermuten, daß sich eine trainingsinduzierte Nebennierenrindenhyperplasie mit gesteigerter Enzymaktivität entwickelt hat (CHANDRA et al. 1978; FRENKL 1969; FRENKL et al. 1975; KORGE u. ROOSSON 1975; SEVERSON et al. 1977; THARP 1975).

Die nach einmaliger Belastung auftretende Hyperkortisolämie ist nicht in der Lage, dauerhaft die hypophysäre ACTH-Sekretion via negativer Rückkopplung zu bremsen. Das haben Untersuchungen bei Doppel- und Mehrfachbelastungen gezeigt (BARWICH et al. 1982). Die dargestellte hormonelle Reaktionsweise bei einer einmaligen körperlichen Belastung ändert sich nach einer Zweitbelastung, die der Erstbelastung nach einer einstündigen Pause folgt. ACTH, dessen hypophysäre Synthese und Freisetzung über einen Releasingfaktor (CRF) erfolgt, bleibt trotz Hyperkortisolämie und geringer hypophysärer Speichermenge stimulierbar (Abb. 5). Mit dem wiederholten ACTH-Anstieg nach der Zweitbelastung geht jedoch kein weiterer Kortisolanstieg einher. Der Grund dafür ist eine Abnahme der Sensitivität des steroidogenen Adrenalgewebes für ACTH, hervorgerufen vermutlich durch die vorausgegangene Hyperkortisolämie (GUILLEMANT u. GUILLEMANT 1982).

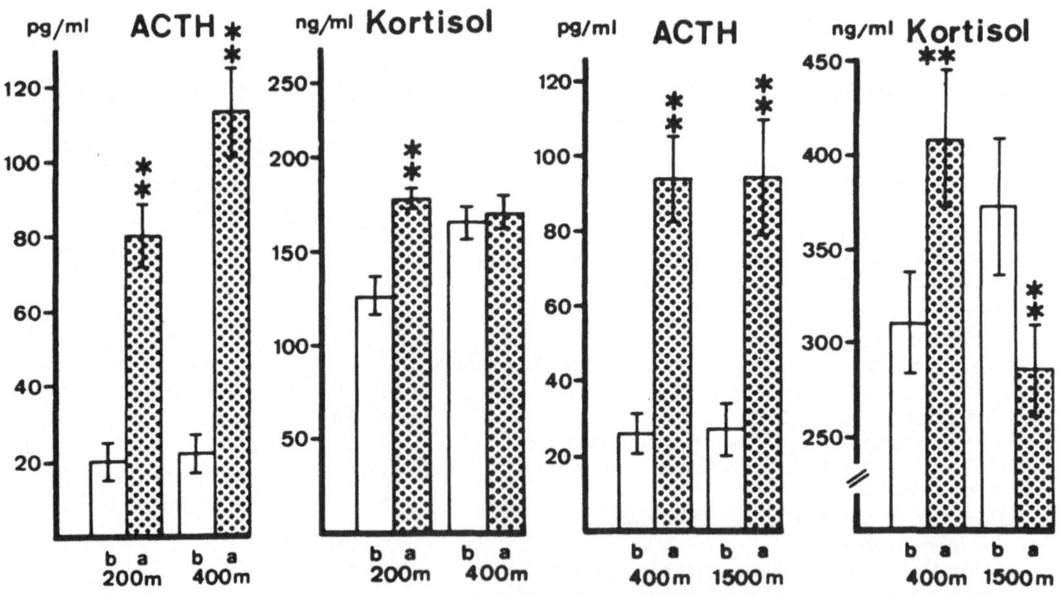

Abb. 5. Dissoziatives Verhalten von ACTH und Kortisol bei Athleten (n=15), vor (**b**) und nach (**a**) 200 m, vor (**b**) und nach (**a**) 400 m (April 1982, 12 - 14 Uhr), bei Athleten (n=20) vor (**b**) und nach (**a**) 400 m, vor (**b**) und nach (**a**) 1500 m (Oktober 1981, 14 - 16 Uhr). Zwischen den Läufen jeweils 1h Pause

Nach dieser deskriptiven Darstellung des Verhaltens des adrenalen Glukokortikoidsystems bei körperlichen Belastungen drängt sich die Frage auf, wo und in welcher Art beim Sporttreibenden der Stimulus für die Aktivierung des endokrinen Systems einsetzt. Unzweifelhaft ist, daß die ACTH-Sekretion neuroendokrin, d.h. zentralnervös induziert wird. Da jede motorische Leistung ein primär willkürlicher Akt des zentralen Nervensystems ist, kann vermutet werden, daß die Induktion für die hypophysäre ACTH-Ausschüttung bei körperlicher Belastung damit in Zusammenhang steht. Die Neurophysiologie der Motorik, insbesondere ihr Bewegungs- oder kinetisch zielmotorischer Anteil (HENATSCH u. LANGER 1983), weist darauf hin, daß zahlreiche enge Verbindungen zwischen neuromotorischem und endokrinem System angenommen werden können. Der Hypothalamus ist anatomisch und funktionell der neurale Bereich, der die Hypophyse am direktesten steuert. Zwischen ihm und dem Thalamus, dem limbischen System, dem Kortex und dem Hirnstamm existieren neurale Schaltsysteme, welche in beiden Richtungen Informationen weitergeben. Im limbischen System, wo Bewußtseinsbildung und emotionaler Status geprägt werden, liegen teilweise die sog. Motivationsareale, wo auf der Basis aller verfügbaren Informationen die primären Handlungsantriebe erfolgen. Damit verbunden ist der Motorkortex und das supplementär motorische Areal, welchem eine Führungsrolle bei der antizipierenden Vorstellung des Bewegungsaktes und seiner Realisierung zugeschrieben wird. Hierbei drängen sich Zusammenhänge mit dem mentalen Training auf.

Die Hirnstammretikularis steuert nicht nur die wichtigsten vitalen Grundfunktionen, sondern ist auch bedeutsam für die Einstellung des mentalen Vigilanz- und Bewußtseinsniveaus und hat eine Schlüsselrolle für die Stütz- und Haltungsmotorik. Zusammenhänge zwischen hypophysärer ACTH-Sekretion und den mentalen und somatischen Komponenten einer neuromotorischen Leistung sind theoretisch gegeben und nachweisbar (Abb. 6). In diesem Zusammenhang sind auch die Untersuchungen von ADLERCREUTZ et al. (1982) über hormonelle Veränderungen unter hypnotisch suggerierten körperlichen Belastungen zu sehen, ebenso die beschriebenen hormonellen Veränderungen bei der Antizipation einer motorischen Leistung (MASON et al. 1973; TACKER et al. 1978). Außerdem gehören dazu auch die bekannten Befunde, daß bei gut trainierten Sportlern gegenüber Untrainierten das ZNS-Hypophyse-Nebennieren-System weniger stark aktiviert wird und die interindividuellen Hormonkonzentrationen weniger große Unterschiede aufweisen. Denn Training ändert nicht nur somatische Strukturen, es beinhaltet auch psychoregulative Faktoren, die emotionale Prozesse beeinflussen (EBERSPÄCHER 1982). Die Aktivierung des adrenalen Glukokortikoidsystems hat also eine mentale und eine somatische Komponente (Abb. 7).

Unbestritten sind ACTH und Kortisol für metabolische Stoffwechselabläufe in der Peripherie, seien sie direkter oder permissiver Art, wie etwa Glukosehomöostase und Lipolyse, notwendig (ASKEW et al. 1973; GOLLNICK u. IANUZZO 1975; LAMBERTS et al. 1975; RICHTER et al. 1980; THARP u. BUUCK 1974). Es besteht aber keine Klarheit darüber, wieviel Hormon die entsprechenden Zielzellen für einen Stoffwechselvorgang zu einer bestimmten Zeit und in einer bestimmten Situation überhaupt benötigen. Die hormonellen Reaktionsumstellungen bei Belastungen nur als metabolische Bedarfsreaktionen anzusehen, ist sicherlich nur unvollständig. Es darf nicht vergessen werden, daß auch das Gehirn ein Zielorgan für ACTH und Kortisol darstellt, wo diese Hormone psychotrop wirksam werden und Verhaltensweisen beeinflussen (DEWIED 1969; SMITH 1973; YATES u. MARAN 1974).

Die beschriebene Rückkopplungscharakteristik des Systems läßt ihr eigentliches Ziel (" design goal") nicht erkennen, sondern nur die Mittel, mit denen sie ihre eigene Arbeitsweise erhält. Um die Physiologie des Systems zu verstehen, wäre es notwendig, sein "design goal" zu erfahren. Die klassische metabolische Wirkung in der Peripherie reicht dafür nicht aus. Eine von YATES und MARAN (1974) vorgestellte Hypothese besagt, daß das limbische System im Vorderhirn das hauptsächliche Zielorgan des Nebennierenrindensystems ist und daß die Glukokortikoide den Erregungsablauf in der die Emotion hervorbringenden Hirnregion vom dysphorischen in den euphorischen Status umschalten. Der Vorteil dieser Umschaltung liegt in der Steigerung der Stabilität von Mechanismen, die die Informationen verarbeiten und beantworten.

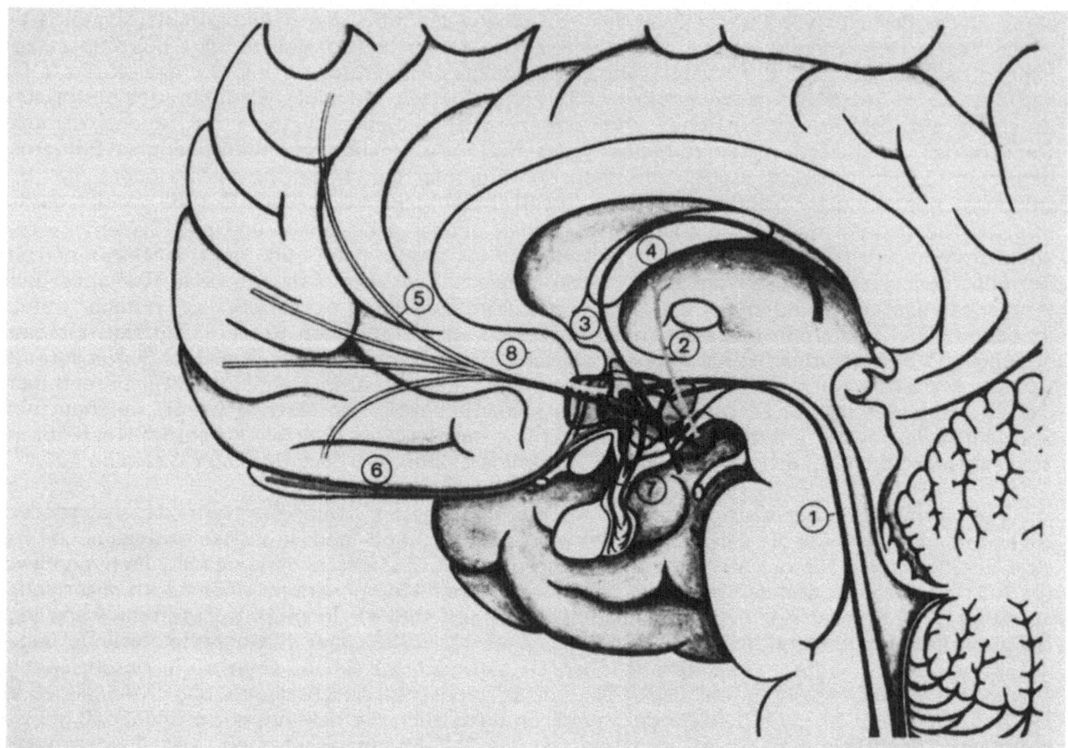

Abb. 6. Faserverbindungen zwischen dem Hypothalamus und den verschiedenen Bereichen des Zentralnervensystems

1 Fasciculus longitudinalis dorsalis
2 Fasciculus mamillothalamicus
3 Striae terminalis
4 Fornix
5 Verbindungen zum Frontallappen
6 Verbindungen zum Rhinencephalon
7 Verbindungen zum Nucleus supraopticus und zum Nucleus paraventricularis
8 mediales Vorderhirnbündel

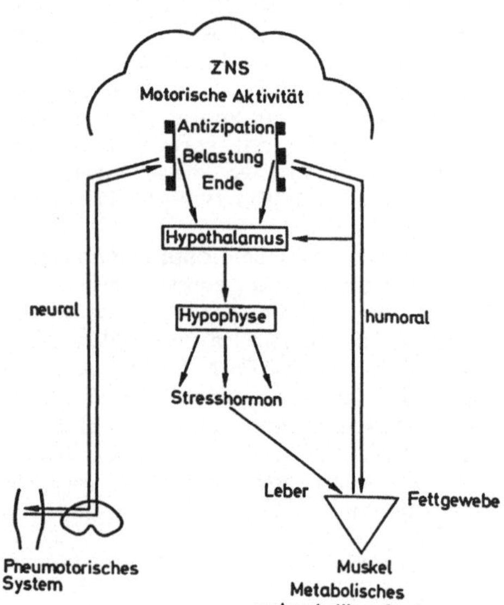

Abb. 7. Regulative Faktoren bei der Freisetzung von ACTH bei lokomotorischer Aktivität

Damit möchte ich schließen. Es kam mir bei der Darstellung des adrenalen Glukokortikoidsystems darauf an, neben dem Bekannten auch das überwiegend Unbekannte anzusprechen, denn letzteres kennzeichnet und relativiert den derzeitigen Stand des Wissens.

Literatur

Adlercreutz H, Kuoppasalmi K, Närvänen S, Kosunen K, Heikkinen R (1982) Use of hypnosis in studies of the effect of stress on cardiovascular function and hormones. Acta Med Scand [Suppl] 660: 84-94

Angeli A, Cattaneo C, Boccuzzi G (1981) Urinary excretion of free corticosteroids in professional athletes during training and competition. In: Poortsmans J, Niset G (eds) Biochemistry of Exercise vol IVb. University Park Press, Baltimore, pp 179-187

Aschoff J (1978) Circadiane Rhythmen im endokrinen System. Klin Wochenschr 56:425-435

Askew EW, Huston RL, Plopper CG, Kuhl GL (1973) Effect of physical training and cortisol treatment on lipolysis and adipose tissue cellularity in the rat. Fed Proc 32:889

Barwich D, Rettenmeier A, Weicker H (1982) Serum levels of the socalled stress hormones after short-term consecutive exercise. Int. J. Sports Medicine, XXIInd World Congress on Sports Medicine Vienna (Austria), June 28th - July 4th, 1982

Bonen A (1976) Effects of exercise on excretion rate of urinary free cortisol. J Appl Physiol 40:155-158

Brandenberger G, Follenius M (1975) Influence of timing and intensity of muscular exercise on temporal patterns of plasma cortisol levels. J Clin Endocrinol Metab 40:845-849

Cashmore GC, Davies CTM, Few JD (1977) Relationship between increases in plasma cortisol concentration and rate of cortisol secretion during exercise in man. J Endocrinol 72:109-110

Chandra AM, Patra PB, Chatterjee P, Deb C (1978) Adrenocortical activity in female rats following long-term exposure to treadmill running. Endokrinologie 72:239-242

Dallman MF, Yates FE (1969) Dynamic asymmetries in the corticosteroid feedback path and distribution - metabolism-binding elements of the adrenocortical system. Ann N Y Acad Sci 156:696

Davies CTM, Few JD (1973) Effects of exercise on adrenocortical function. J Appl Physiol 35:887-891

Davies CTM, Few JD (1976) Effect of hypoxia on the adrenocortical response to exercise in man. J Endocrinol 71:157-158

Dessypris A, Kuoppasalmi K, Adlercreutz H (1976) Plasma cortisol, testosterone, androstenedione and luteinizing hormone (LH) in a non-competitive run. J Steroid Biochem 7:33-37

Dewied D (1969) Effects of peptide hormones on behavior. In: Martini L, Ganong WF (eds) Frontiers in neuroendocrinology. Oxford University Press, London New York, pp 97

Eberspächer H (1982) Aspekte eines sportpsychologischen Ansatzes zur Regulation psychischer Belastungen. Arbeitsmed Sozialmed Präventivmed 3:58-61

Farrell PA, Garthwaite T, Gustafson A (1982) Plasma adrenocorticotropic hormone responses to submaximal and exhaustive treadmill exercise. Med Sci Sports Exerc 14:173

Few JD (1974) Effect of exercise on the secretion and metabolism of cortisol in man. J Endocrinol 62:341-353

Few JD, Cashmore GC, Turton G (1980) Adrenocortical response to one-leg and two-leg exercise on a bicycle ergometer. Eur J Applied Physiol 44:167-174

Follenius M, Brandenberger G (1975) Effect of muscular exercise on day-time variations of plasma cortisol and glucose. In: Howald H, Poortsmans JR (eds) Metabolic adaption to prolonged physical exercise. Birkhäuser, Basel, SS 322-325

Frenkl R (1969) Die Wirkung des ACTH auf den Plasma-Steroid-Spiegel im trainierten und im untrainierten Organismus. Orv Hetil 110:52

Frenkl R, Csalay L, Csakvary G (1975) Further experimental results concerning the relationship of muscular exercise and adrenal function. Endokrinologie 66:285-291

Fyhrquist F, Dessypris A, Immonen I (1983) Marathon run: Effects on plasma renin activity, renin substrate, angiotensin converting enzyme, and cortisol. Horm Metab Res 15:96-99
Galbo H (1983) Hormonal and metabolic adaption to exercise. Thieme, Stuttgart New York
Gollnick PD, Ianuzzo CD (1975) Acute and chronic adaptations to exercise in hormone deficient rats. Med Sci Sports Exerc 1:12-19
Guillemant J, Guillemant S (1982) Effect of dexamethasone on steroidogenesis and on adrenocortical cyclic AMP and cyclic GMP responses to ACTH. Horm Metab Res 14:547-550
Henatsch HD, Langer HH (1983) Neurophysiologische Aspekte der Sportmotorik. In: Rieder H, Bös K, Mechling H, Reischle K (Hrsg) Motorik und Bewegungsforschung. Hofmann, Schorndorf, SS 27-55
Keil E, Scheibe J, Börner A (1979) Der Einfluß eines extremen Ausdauerlaufes auf den Östradiol-, Testosteron-und Cortisolspiegel im Blut bei Frauen. Med Sport 19:373-375
Kitay JI, Coyne MD, Swygert NH, Gaines KE (1971) Effect of gonadal hormones and ACTH on the nature and rates of secretion of adrenocortical steroids by the rat. Endocrinology 89:565
Korge P, Roosson S (1975) The importance of adrenal glands in the improved adaptation of trained animals to physical exertion. Endokrinologie 64:232-238
Krieger DT (1982) Cushing's syndrome. Monographs on endocrinology. Springer Berlin Heidelberg New York
Kuoppasalmi K (1976) Effect of strenuous anaerobic running exercise on plasma GH, cortisol, LH, testosterone, adrostendione, estrone and estradiol. J Steroid Biochem 7:823
Kuoppasalmi K, Näveri H, Härkönen M, Adlercreutz H (1980) Plasma cortisol, androstenedione, testosterone and luteinizing hormone in running exercise of different intensities. Scand J Clin Lab Invest [Suppl] 40:403-409
Kuoppasalmi K, Näveri H, Kosunen K, Härkönen M, Adlercreutz H (1981) Plasma steroid levels in muscular exercise. In: Poortsmans J, Niset G (eds) Biochemistry of Exercise vol IVb-. University Park Press, Baltimore, pp 149-160
Lamberts SWJ, Timmermans HAT, Kramer-Blankestijn M, Birkenhäger JC (1975) The mechanisms of the potentiating effect of glucocorticoids on catecholamine-induced lipolysis. Metabolism 24:681-689
Maresh CM, Byrd PJ, McDonough D, Aranjo J (1982) Plasma cortisol response to maximum treadmill exercise in active college-age women. Med Sci Sports Exerc 14:173
Mason JW, Hartley LH, Kotchen TA, Mougey EH, Ricketts PT, Jones LG (1973) Plasma cortisol and norepinephrine responses in anticipation of muscular exercise. Psychosom Med 35:406-414
Mullin JP, Howley ET (1974) Dynamics of serum cortisol in response to high intensity exercise in man. Med Sci Sports Exerc 6:72
Richter EA, Galbo H, Sonne B, Holst JJ, Christensen NJ (1980) Adrenal medullary control of muscular and hepatic glycogenolysis and of pancreatic hormonal secretion in exercising rats. Acta Physiol Scand 108:235-242
Severson JA, Fell RD, Tuig JGV, Griffith DR (1977) Adrenocortical function in aging exercise-trained rats. J Appl Physiol 43:839-843
Shephard RJ, Sidney KH (1975) Effects of physical exercise on plasma growth hormone and cortisol levels in human subjects. Exerc Sport Sci Rev 3:1-30
Smith GP (1973) Adrenal hormones and emotional behavior. Prog Physiol Psychol 5:299
Sundsfjord JA, Stromme SB, Aakvaag A (1975) Plasma aldosterone (PA), plasma renin activity (PRA) and cortisol (PF) during exercise. In: Howald H, Poortsmans JR (eds) Metabolic adaptation to prolonged physical exercise. Birkhäuser, Basel, pp 308-314
Sutton J, Coleman MT, Casey JH (1974) Adrenocortical contribution to serum androgens during physical exercise. Med Sci Sports Exerc 6:72
Tacker MM, Leach CS, Owen CA, Rummel JA (1978) Levels of cortisol, corticosterone, cortisone and 11-deoxycortisol in the plasma of stressed and unstressed subjects. J Endocrinol 76:165-166
Tharp GD (1975) The role of glucocorticoids in exercise. Med Sci Sports Exerc 7:6-11
Tharp GD, Buuck RJ (1974) Adrenal adaption to chronic exercise. J Appl Physiol 37:720-722

Viru A (1983) Exercise metabolism and endocrine function. In: Knuttgen HG, Vogel JA, Poortmans J (eds) Internat. series on sport sciences, Vol 13: Biochemistry of Exercise. Human Kinetics, Champaign, pp 76-78

Viru A, Oks M (1972) Effects of physical exertion on the blood level of bound and free corticoids. Endocrinol Exp 6:227-230

Viru A, Smirnova T, Tomson K, Matsin T (1981) Dynamics of blood levels of pituitary trophic hormones during prolonged exericse. In: Poortsmans J, Niset G (eds) Biochemistry of Exercise vol IVb. University Park Press, Baltimore, pp 100-106

Weitzman ED, Fukushima D, Nogeire C, Roffwarg HK, Gallagher TF, Hellman L (1971) Twenty four hour pattern of the episodic secretion of cortisol in normal subjects. J Clin Endocrinol Metab 33:14-22

White JA, Ismail AH, Bottoms GD (1975) Variability of corticosteroid responses during exercise stress in active and sedentary middle-aged males. Br J Sports Med 9:3-8

White JA, Ismail AH, Bottoms GD (1976) Effect of physical fitness on the adrenocortical response to exercise stress. Med Sci Sports Exerc 8:113-118

Wilkerson JE, Raven PB, Bolduan NW, Horvath SM (1974) Adaptations in man's adrenal function in response to acute cold stress J Appl Physiol 36:183-189

Wurster KG, Zwirner M, Keller E, Schindler AE, Schrode M, Heitkamp H (1983) Discipline specific differences in the responses of pituitary, gonadal, and adrenal hormones to maximal physical exercise in female top athletes. Intern. Congr. on Sports and Health, Maastricht, Netherlands, 22.-24. Sept. 1983

Yates FE, Maran JW (1974) The physiology of the mammalian hypothalamo-adenohypophysial-adrenal glucocorticoid system - a new hypothesis. In: Aschoff J, Ceresa F, Halberg F (eds) Chronobiological aspects of endocrinology. Schattauer, Stuttgart New York, pp 351-377

Diskussion zu Kapitel 1–5

Jeschke: Es gibt viele Punkte, die zur Diskussion anstehen und deshalb ist eine gewisse Systematik notwendig. Herr Wurster hat entsprechende Stichpunkte entwickelt, an denen entlang wir uns durch die Diskussion hangeln wollen.

Punkt 1, zum Methodischen:
Zeitpunkt der Blutabnahme vor und nach Belastung.

Mir persönlich ging es so, daß ich gewisse Probleme hatte, bei Frau Korsten-Reck und Herrn Wurster zu verstehen, daß das Blut eben nicht zu entsprechenden Zykluszeitpunkten abgenommen werden muß und daß die Ergebnisse mit Normalpersonen verglichen wurden. Meine Frage an Sie: Spielt denn die Zyklusphase im Hinblick auf die Meßergebnisse überhaupt eine Rolle? Ist sie entscheidend oder ist sie nicht entscheidend? Können wir sie vergessen oder können wir sie nicht vergessen?

Korsten-Reck: Wir haben zunächst nur die Untrainierten zu zwei verschiedenen Zeitpunkten untersucht, die Sportlerinnen dagegen unabhängig vom Zykluszeitpunkt. Dies geschah aus verschiedenen Gründen: Es handelt sich um A-Kader-Athletinnen. Sie kommen zu bestimmten Zeitpunkten in unser Institut, und wir haben genügend organisatorische Probleme, sie überhaupt im Rahmen unserer endokrinologischen Studie untersuchen zu können. Es ist praktisch unmöglich, die Athletin exakt z.B. auf den 20. Zyklustag einzubestellen. So war es zunächst ein rein organisatorisches Problem. Wenn man in der Literatur nachsieht, und gleiches fanden wir bei unseren eigenen Normalfrauen, so bestehen keine wesentlichen Unterschiede in der Leistung zwischen der Follikel- und Lutealphase. Wir haben deshalb die Sportlerinnen einfach zu dem Zeitpunkt untersucht, zu dem die sportmedizinische Untersuchung erfolgt ist.

Schmid: Es gibt vielleicht noch ein Argument, das man dem hinzufügen sollte und das wichtig war. Bei den nichttrainierten Sportstudentinnen wurden in beiden Zyklusphasen hormonell mit einer Ausnahme keine signifikanten Unterschiede gefunden. Daraus haben wir nicht ganz korrekt rückgeschlossen, daß angesichts der erwähnten organisatorischen Schwierigkeiten der Zykluszeitpunkt nicht berücksichtigt werden muß, denn wir konnten in den beiden Zyklusphasen unter Belastung in den Delta-Werten keine signifikanten Änderungen finden.

Keller: Ich glaube, das hängt einfach von den Hormonen ab, die man mißt. Prolaktin zeigt keine wesentlichen Veränderungen im normalen Zyklus, also ist auch nicht damit zu rechnen, daß große Unterschiede bestehen. Eine Sache, die ich bei unseren eigenen Untersuchungen vielleicht ansprechen muß: Wenn ich beispielsweise Progesteronanstiege in der frühen Lutealphase messe, wenn das Corpus luteum selbst sehr aktiv ist, d.h. wenn die Progesteronbiosynthese im Steigen begriffen ist, werde ich wahrscheinlich andere Werte messen als in der späten Lutealphase, wenn das Corpus luteum zugrunde geht und die Progesteronwerte bereits wieder absinken. Ob es da beispielsweise gelingt, nochmals eine De-novo-Synthese anzukurbeln, ist die große Frage. Es ist wichtig, welche Hormone man untersucht. Je nach Hormon muß ggf. die Zyklusabhängigkeit mit ins Kalkül gezogen werden.

Schroeder: Herr Wurster, Sie hatten gezeigt, daß SHBG auch nach Kurzstreckenbelastung erhöht gemessen wird. Nun wird SHBG ja nicht aus irgendeinem Depot freigesetzt, sondern meines Wissens in der Leber synthetisiert. Wie schnell geht dies und wie lange war der Zeitraum der Kurzstreckenbelastung, also der Messung vorher und nachher?

Wurster: Der Zeitraum der Kurzstreckenbelastung war 10 und 12 min. Ich hatte bezüglich der Kurzzeitbelastung gesagt, daß die SHBG-Änderung durchaus in der Größenordnung der möglichen Hämatokritveränderung liegt. Diese hatten wir nicht bei allen mitmessen können, so daß die Größenordnung der SHBG-Veränderung in diesen kleinen Prozentbereichen und damit in unserer Untersuchung bei den Kurzzeitbelastungen möglicherweise durch die Hämatokritveränderungen bedingt ist. Man kann sicher nicht davon ausgehen, daß sich die De-novo-Synthese in der Leber in dieser kurzen Zeit ändert.

Barwich: Hier möchte ich hinzufügen, daß dies auch für das thyroxinbindende Globulin TBG wie für das Transkortin, das kortisolbindende Globulin gilt. Alle diese Globuline steigen. Ich bin ganz sicher, daß dies niemals eine De-novo-Synthese ist, sondern es sind Veränderungen und Verteilungen in der systemischen Zirkulation, wo wir auch Flüssigkeitsverschiebungen haben. Hämatokrit und Einengung des Blutvolumens sind dabei zwei verschiedene Dinge. Biuret (Gesamteiweißbestimmung) und Hämatokrit ändern sich oft nicht parallel und korrelieren nicht immer. Hämatokrit ist eine Hämokonzentration; weiter ändert sich die Gesamteiweißkonzentration, und nur aus ihr sind die Anstiege für die Transportproteine der Steroidhormone oder Schilddrüsenhormone erklärbar.

Bormuth: Frage an Herrn Wurster betreffend die Kurzzeitbelastung, also vom Sprint bis zum 800 m-Lauf. Wie haben Sie dabei die Probeentnahme im Belastungsintervall gemacht? Weiter hatten Sie angegeben, daß das Progesteronmaximum am Ende der Belastung erreicht wird, hatten aber den letzten Meßpunkt 1 min nach der Belastung. Wäre es nicht denkbar, daß das Maximum schon früher war und 1 min nach dem Ende der Belastung bereits wieder abgefallen ist? Dabei denke ich an die Zeitkonstanten in den Ausführungen von Herrn Barwich, nach denen sich Veränderungen durchaus auch im Sekundenbereich abspielen können.

Wurster: Zu den Blutabnahmen bei der Kurzstreckenbelastung: Die Untersuchungen fanden im Labor und beim Training statt. Die Kurzzeitbelastung auf dem Laufband begann mit 8, 10 und 12 km/h Laufbandgeschwindigkeit für je 3 min. Dann folgte im Sinne einer Sprintbelastung eine kontinuierliche Steigerung der Geschwindigkeit um 2 km/h nach jeder Minute. Bei der Sprintbelastung wurde nur nach 6 min (nach 10 km/h) einmal Blut abgenommen und dann erst wieder nach 1 min Erholung, weil die Blutabnahmen sonst mit der körperlichen Belastung interferiert hätten. Die Sprintbelastung muß kurz sein mit hoher Intensität. Die Unterbrechungen für Blutabnahmen führen zu einem Erholungseffekt. Blutabnahmen sind während des Laufens nicht möglich, jedoch auf dem Fahrradergometer. Dieser Belastungsmodus entspricht jedoch nicht der sportartspezifischen Belastung des Laufens. Im Training wurde bei Sprinterinnen im Rahmen von Tempo- oder Steigerungsläufen untersucht. Beim Marathonlauf haben wir die Läufer nach 40 min und nach 2 h Laufzeit für 2 - 4 min zur Blutabnahme angehalten.

Zu Ihrer zweiten Frage, den Progesteronveränderungen: Natürlich können Mikroveränderungen diesem Raster der Blutabnahmen entgehen. Doch wir sind gezwungen, einen Kompromiß zu schließen: Das Zeitraster der Blutabnahmen darf die Belastung nicht völlig durcheinander bringen. Die Intensität der Belastung sollte kontinuierlich bis zur körperlichen Erschöpfung ansteigen, ohne daß allzuviele Plateaus durch mögliche Erholungsphasen entstehen. Deshalb ist eine Zwischenlösung mit ausreichenden Blutabnahmen, aber doch wenig Erholungsphasen zu wählen. Dies ist sicher ein methodisches Problem.

Bormuth: Meine dritte Frage beträfe die Wirkung von Östradiol und Progesteron auf das Aktionspotential des Herzmuskels. Sie haben Untersuchungen von Herrn Keizer zitiert. Ich hatte es so verstanden, daß die Repolarisationsphase beschleunigt war. Mir schien dabei, daß die Herzmuskelzelle unter dem Einfluß von Östradiol schneller repolarisiert und nicht langsamer.

Wurster: Herr Keizer hat in seiner Arbeit festgestellt, daß der **langsame** Ioneneinstrom unter Progesteron verlangsamt und unter Östradiol beschleunigt wird. Dies sagt jedoch nichts über die Geschwindigkeit des Ablaufs des Aktionspotentials aus, denn die Muskelzelle hat ja einen langsamen und einen schnellen Ioneneinstrom.

Wolf: Zur Frage des Zeitpunkts der Blutabnahmen sind sehr unterschiedliche Antworten in der Literatur zu finden. Dies zeigt natürlich, wie inhomogen und kaum miteinander vergleichbar unsere Ergebnisse sind. Wir haben beispielsweise in Ergänzung zu den Untersuchungen von KEIZER über die Pulsatilität ähnliches gemacht; ich werde dies in meinem Referat ganz kurz vortragen. Wir haben die LH-Pulsatilität während einer Belastung gemessen und kommen zu Ergebnissen, die wir mit den herkömmlichen Methoden der Hormonanalytik nicht erklären können. Aber ich finde es sehr wichtig, daß wir Untersuchungen bzw. Messungen auch während einer körperlichen Belastung betreiben, um zu sehen, welche Einflüsse die differenzierte Interaktion verschiedener Prozesse auf das System des Gonadostaten hat. Ich glaube, eine Einigung dabei zu erzielen, ist sehr schwer möglich, es kommt auf das Untersuchungsziel an. Es gibt ja 2 Auswirkungen, einmal die kurzfristigen Auswirkungen, d.h. welche Verände rungen im Hormonprofil eine erschöpfende physische Belastung zur Folge hat. Zum anderen müssen wir langfristige Folgen sehen, die dann mit einer chronischen, gleichmäßigen Betätigung einhergehen, also beispielsweise Untersuchungen, wie sie Herr Wurster mit einer disziplinspezifischen Belastung bei Frauen gemacht hat, die über einen längeren Zeitraum Sport treiben. Ich glaube, dies sollte man auseinander halten. Beide Messungen sind angebracht. Das Dunkelfeld der Hormonanalytik bei Sporttreibenden heute aufzuhellen, ist noch sehr schwierig. Ich glaube, daß wir auch da noch keine Einigung erzielen können.

Jeschke: Ich glaube, damit ist der 1. Punkt sehr gut beendet worden.
Wir kommen zum 2. Punkt, der bereits anklang, dem
<u>Belastungsmodus: Kurzzeit-/ Langzeitbelastung.</u>

Mir fiel dabei auf, daß bei allen Belastungsformen ein Anstieg von gewissen Hormonspektren vorlag. Man konnte den Eindruck gewinnen, daß zum einen die Belastungszeit, zum anderen die Belastungsintensität die entscheidenden Größen dabei waren und gar nicht so sehr die sportartspezifische Belastung. Ist dem wirklich so, Herr Wurster? Dies wäre eine chronische Reizeinwirkung mit bestimmter Intensität, die zentral zu einer bestimmten Antwort führt und eigentlich mit Sportartspezifität gar nichts zu tun hat.

Wurster: Man müßte die Hormondynamik jener Sportler untersuchen und gegenüberstellen, die nicht wie im Bereich Leichtathletik oder Fahrradfahren zwischen 60, 80 oder 90 % ihrer körperlichen Muskulatur zur Erbringung dieser körperlichen Leistung benötigen, denn dies könnte auch unterschiedliche Auswirkungen haben, sowohl was die motorische Seite als auch was die psychische Seite anlangt. Die psychische Seite hätte dort den überwiegenden Anteil, wo zur Erbringung der sportlichen Leistung nur 20 oder 30 % der gesamten Muskulatur nötig sind.

Donike: Ich glaube, hier ist es auch nötig, einen kleinen Denkanstoß zu geben. Mir persönlich jedenfalls will es nicht einleuchten, daß gemessene Konzentrationen immer die Regulation im hormonellen System widerspiegeln. Ich bin der Meinung, daß Produktionsraten maßgebend sind, und das, was vor, während und nach einer Belastung gemessen wird, das sind lediglich Konzentrationen. Die Konzentration ist, wie eben gezeigt wurde, abhängig von einer Reihe von Faktoren, auch von dem Metabolismus und der Clearance. Ich zweifle häufig, ob die Konzentration allein der richtige Parameter ist, die Vorgänge zu beschreiben, die endokrinologisch im Körper eines Sportlers geschehen.

Barwich: Das ist völlig korrekt. Sekretionsraten sind nicht gleichbedeutend mit metabolischen Clearanceraten, denn das Ausmaß der Leber- wie der Nierendurchblutung ist unbekannt. Aber Metabolisierung und Elimination sind wieder zwei verschiedene Prozesse. Wenn wir einen funktionsdynamischen Verlauf haben, eine Serumkinetik mit kurzen Abständen, so ist regulatorisch die Konzentration entscheidend. Wir können nicht auf Hämatokrit korrigieren, denn regulatorisch sind die Konzentrationen entscheidend. Beim Kortisol bedeutet dies, es spielt eine Rolle für das Regulationssystem, ob in einer kurzen Zeit ein differentialer Anstieg von Kortisol sehr schnell geschieht oder ob in einem "level feed back", d.h. eine bestimmte Menge über eine bestimmte Zeit. Beides hat regulatorische Momente, so daß die Konzentrationen wertvoll sind, meines Erachtens aber in der Dynamik, über längere Zeit, nicht punktuell.

Wolf: Eine Frage steht jetzt im Raum: Soll man disziplinspezifisch belasten oder soll man eine normierte Belastung als Möglichkeit des Vergleichs heranziehen? Ich muß sagen, mich hat es sehr beeindruckt, daß eine disziplinspezifische Belastung ganz einfach mehr aussagt über das Individuum als eine methodisch korrekte Belastung, beispielsweise mit dem Fahrradergometer, wie wir es gemacht haben. Ich würde gerne die Meinung der anderen dazu hören.

Barwich: Dies ist ein Problem, was wirklich nicht gelöst ist. Die meisten Kurven sind mit SEM-Werten dargestellt. SEM-Werte kaschieren etwas. Wenn man ein großes Probandengut hat, wird es oben eben eng. Ein Problem ist: Warum schwanken Hormonwerte interindividuell so erheblich und warum sind sie nicht reproduzierbar? Wenn man, sagen wir, eine Longitudinalstudie macht - 10 Probanden jede Woche 6mal über 6 Wochen - dann kommen die Probleme zum Vorschein. Ich meine, diese interindividuellen Schwankungen sind nicht mehr erklärlich allein nur aus den Belastungsarten, seien sie spezifisch oder nicht spezifisch. Auffällig ist nur, daß bei gut Trainierten die interindividuellen Schwankungen geringer sind. Sehr interessant ist, daß die interindividuelle Varianz im Laufe der Belastung abnimmt. In der Vorstartphase sind die Schwankungsbreiten erheblich, aber nach hinten, unter der Belastung wird die Varianz geringer. Dies gilt auch für metabolische Parameter, sei es Laktat oder Fettsäuren. Die Ausgangswerte schwanken erheblich. So wäre es manchmal gut, bei 10 Probanden die Kurvenscharen und nicht die Mediane oder Mittelwerte darzustellen. Dann wird dies erst sichtbar.

Jeschke: Punkt 3 -

Zyklusphasen

hatten wir bereits beim Zeitpunkt der Blutabnahmen andiskutiert. Gibt es dazu noch Überlegungen?

Wurster: Noch ein methodisches Problem: Man kann im Endeffekt die Zyklusphasen nur dann ganz genau einschätzen, wenn man sehr aufwendige Verfahren anwendet, nämlich die Athletin die Basaltemperatur messen läßt. Dies ist in aller Regel nicht möglich und damit in größeren Studien nicht durchzuführen. Wir sind daher erst im nachhinein, also anhand der ermittelten Hormonwerte in der Lage, die einzelnen Athletinnen in entsprechende Zyklusphasen einzuordnen. Das erschwert die Studien, besonders bei Topathletinnen. Sie sind kaum bereit, am 4. Zyklustag zu kommen. Fällt der 4. Tag mit dem Wochenende zusammen, ist mit dem Erscheinen der Athletinnen sowieso nicht zu rechnen. Sie kommen vornehmlich dann, wenn sie gerade Zeit haben und wir haben uns danach zu richten.

De Laat: Gehe ich recht in der Annahme, daß es für die Leistungsfähigkeit nichts ausmachen soll, ob die Athletin im ersten oder zweiten Teil des Zyklus ist? Darüber gibt es verschiedene Arbeiten und ich höre nun, daß verschiedene Untersucher dem keine Bedeutung beimessen. Was ist die Meinung des Auditoriums zur Frage der Leistungsfähigkeit im Zyklus?

Wolf: Dies hängt vom Ziel der Untersuchung ab. Wenn man die LH-Pulsatilität untersuchen möchte, geschieht dies am besten im ersten Teil des Zyklus, in der Mitte der Follikelphase, zwischen Tag 5 und 10 des Zyklus. Denn im zweiten Teil des Zyklus findet sich eine LH-Pulsrate von 4 Pulsen im Vergleich zu einem 2stündigen Pulsintervall in der Follikelphase.

Deshalb hängt es oft vom Ziel der Untersuchung ab, den genauen Zykluszeitpunkt zu wählen.

Shangold: Einige der älteren Untersuchungen zeigten, daß die sportliche Leistungsfähigkeit in der Follikelphase besser ist als während der Menstruation, am schlechtesten vor Beginn der Menstruatiuon. Doch haben neuere Studien gezeigt, daß es vom Untersuchungsparameter abhängt. Wenn man die Kraft der Handmuskulatur oder der unteren Rückenstrekker mißt, scheint es nach meiner Einschätzung keine wesentlichen Unterschiede zu geben.

Keizer: Sie alle jedoch kennen Athletinnen, die kurz vor der Periode schlechtere Leistungen erbringen. Degegen gibt es eine Studie von Janet JURKOWSKY - sie ist die einzige, die dies gezeigt hat, und dies macht die Sache unverständlich -, daß das Leistungsniveau in der Lutealphase höher ist. Die Untersuchung erfolgte auf dem Fahrradergometer, und diese Belastungsform unterscheidet sich außerordentlich von dem, was man im Training erwarten kann, selbst auf dem Fahrrad.

Korsten-Reck: Wenn man Topathletinnen befragt, wann sie subjektiv glauben, daß sie am besten seien, dann variiert dies erheblich. Man muß sie wirklich dazu zwingen, einen Kalender zu führen und dies genau zu dokumentieren, wann sie ihr Leistungshoch haben. Die individuelle Einschätzung geht erheblich mit in die Beurteilung ein. So glaube ich, daß man nur individuell für jede Sportlerin durch regelmäßige Bestimmungen ihren Leistungshöhepunkt ermitteln kann.

Keizer: Dem darf ich hinzufügen, daß Marathonläuferinnen mit regelmäßiger Periode - also keiner Amenorrhö - in der Lutealphase, speziell bei warmem Wetter, etwas schlechtere Leistungen erbringen. In dieser Zeit ist die Basaltemperatur ja um 0,5 - 0,8^{0} C erhöht. Dies läßt sich jedoch im Laborversuch nicht wiederholen. Das ist das Problem, daß wir Ergebnisse aus dem Labor nicht auf die Bedingungen draußen übertragen können.

Jeschke: Punkt 4 -
Sensibilität der hormonabhängigen Organe und Regelkreise

Wurster: Frage an Herrn Keller: Gibt es Untersuchungen, ob eine 2- oder 5minütige Prolaktinerhöhung um den Faktor 20 möglicherweise ähnliche klinische Veränderungen hervorruft wie eine Hyperprolaktinämie, die kontinuierlich besteht, aber nur um den Faktor 5 erhöht ist?

Keller: Grundsätzlich glaube ich nicht, daß eine kurzzeitige Prolaktinerhöhung schwerwiegende Zyklusstörungen hervorruft. Mir ist dazu nichts bekannt. Eine langdauernde Streßsituation führt sicher zu einer Hyperprolaktinämie. Bei den Diskussionsbemerkungen ist nicht entsprechend hervorgehoben worden, daß der Körper ja Regulationsmechanismen hat. Unter dem Streß bzw. unter der sportlichen Leistung kommen bestimmte Belastungen zustande, die die Organsysteme bis zu einem gewissen Grad kompensieren können. Inwieweit dies die ganzen Ergebnisse modifiziert, vermag ich in dieser Situation nicht zu sagen. Es gibt Patientinnen, die auf geringfügige Prolaktinerhöhungen mit massiver Störung des Zyklusgeschehens reagieren und es gibt andere, die sind für unsere Verhältnisse schon im unteren pathologischen Bereich und es läuft noch immer ein normales zyklisches Geschehen ab. Man sieht in dieser Situation nur die einzelnen Regulationshormone des Zyklus, die eben zu jedem Zeitpunkt des Zyklus anders sind. Sie erschweren die Interpretation extrem.
Ich glaube, man ist in diesem Moment in einer Situation wie damals zu Beginn der ACTH-Ära oder als die hypothalamischen Releasinghormone identifiziert wurden. Man hat jetzt den Sport entdeckt mit dem Einfluß auf das Endokrinium. Jetzt muß man einfach Ergebnisse sammeln, und wenn sich bestimmte Trends herausstellen, zeigen sie sich in allen Labors, egal in welcher Zyklusphase die Hormonbestimmungen erfolgt sind. Man wird dann irgendwann zusammentreten und sagen können, in der Lutealphase ergeben sich andere Werte als in der Follikelphase; oder auch, Plasmaprolaktinspiegel, die eine gewisse Erhöhung haben, scheinen insgesamt Veränderungen hervorrufen zu können. Ich will das nicht noch mehr komplizieren,

doch wenn Sie sich vorstellen, sie haben Patientinnen mit einer Endometriose und kontrollieren sie in der späten Lutealphase auf hormonelle Veränderungen und Leistungsfähigkeit, dann verfälschen Sie sich dadurch selbst die Ergebnisse, weil nach menschlichem Ermessen die Patientin hier viel schlechtere Ergebnisse haben muß als in der frühen Follikelphase. Dann kommt der ganze Bereich der Prostaglandine hinzu, der hierbei sicher auch eine Rolle spielt.

Barwich: Ich bin kein Gynäkologe, doch kenne ich mich mit dem Releasinghormonen etwas aus. Es ist natürlich eines auffällig: Bei Trainierten, und das ist wohl in allen Studien gesichert, sind die basalen Prolaktinspiegel niedriger. Interessant ist, daß, obwohl sie niedriger sind, dies keine hypothalamisch-hypophysäre Suppression bedeutet. Die Trainierten können auf einen LH-RH-Test, den Sie auch klinisch ständig gebrauchen, ganz anders ansprechen als Untrainierte. Sie haben den Ansatz im TRH-Test gesehen. Das Ansprechen auf TRH vor und nach Belastung war verschieden. Diese Sensitivität für Stimulationen kann durch Training und Belastung völlig geändert werden, also bedeuten niedrige Spiegel durchaus keine Insensitivität des Regulationssystems. Nur ist die Frage, nimmt man die klinischen Dosen? Das ist aber etwas, das man ausprobieren muß; meistens werden wohl 0,1 oder 0,2 mg eingesetzt.

Keller: Vielleicht darf ich direkt darauf antworten. Wir haben uns sehr intensiv mit der Problematik der LH-RH-Stimulationstests beschäftigt. Mit dem LH-RH-Test im Sport erleichtert man sich die Interpretation nicht, sondern sie wird noch unverhältnismäßig schwieriger. Die intra- und interindividuelle Schwankungsbreite ist, abhängig vom Zyklustag, beim LH-RH-Test so enorm hoch, daß eine Interpretation zumindest zum heutigen Zeitpunkt extrem schwierig ist. Die einfachste Interpretationsmöglichkeit besteht bei amenorrhoischen Patientinnen, von denen wir wissen, daß die basale oder endogene Sekretion halbwegs konstant ist. Im Zyklus bekommen Sie so extreme Variationsbreiten im Testergebnis, daß eine Interpretation fast nicht möglich ist.

Barwich: Man muß es so machen wie Frau Professor Shangold, nämlich jeden Tag die Hormone abnehmen.

Keizer: Vielleicht etwas zum Thema der Sterilität. Mir ist bei den Marathonläuferinnen aufgefallen, daß sich die DHEA-S-Konzentration ändert. Bei diesem Hormon ist die Clearancerate in Ruhe sehr niedrig, über die Veränderungen beim Lauf ist nichts bekannt. Wenn sie die Bindungskurve betrachten, so scheint es möglich, daß sich etwas anderes an Albumin bindet oder daß sich DHEA-S in DHEA und DHEA-S spaltet. Diese Veränderung kann in der Skelettmuskulatur wie im Fett erfolgen. Mir ist zwar darüber keine Beobachtung bekannt, doch ist es möglich, daß in der Muskulatur eine Konversion stattfindet. Wir haben diese Konversion bei Untrainierten nicht beobachtet, aber es waren erstaunliche Schwankungen zu finden. Auch die Untrainierten reagierten mit einer erheblichen Steigerung. Ich denke, daß sich die biologisch aktive Fraktion während der Arbeit ändert, denn die Temperatur, z.B. beim Marathonlauf, erhöht sich erheblich.

Jeschke: Gestatten Sie mir ein Schlußwort zu den gehörten Vorträgen und der Diskussion: Sport ist Streß, und wiederholte Streßverarbeitung führt zu einer besseren Regulation. Dies habe ich persönlich als Kardiologe und Sportmediziner daraus entnommen. Noch nicht entnommen habe ich, wie dies besonders auf den weiblichen Organismus wirken soll. Ich glaube, die Sammlungsphase der Ergebnisse ist noch voll im Gange, und wir können noch nicht endgültig dazu Stellung nehmen.

Endogene Hormonveränderungen – ein Problem für Dopingkontrollen?

M. DONIKE, H. GEYER, W. SCHWÄNZER, J. ZIMMERMANN

Alle auf dem Markt erhältlichen Anabolika sind Derivate des Testosterons (Abb. 1). Ohne auf zu viele Einzelheiten eingehen zu wollen, dienen folgende Erläuterungen zur Klärung des biochemischen Begriffs Anabolikum. Mit dem Ziel, die androgenen Eigenschaften des Testosterons zu minimieren und die anabolen Eigenschaften zu maximieren, haben die synthetisierenden Chemiker viele Modifikationen des Testosterongrundmoleküls durchgeführt. Nur zwei sehr kleine Veränderungen z. B., die Einführung einer 17-α-Methylgruppe und einer weiteren Doppelbindung in die 1,2-Stellung, führen zu dem Wirkstoff Metandienon, der früher unter dem Namen Dianabol als Medikament im Handel war und in vielen Sportdisziplinen als wirksamstes Anabolikum gilt.

Für den Chemiker ist dieses Steroid trotz seines ähnlichen Aussehens grundlegend verschieden von den endogenen Steroiden. Mit Hilfe moderner analytischer Verfahren, z.B. der Gaschromatographie und der Massenspektrometrie, kann ohne weiteres eine Differenzierung zwischen den endogenen Steroiden und den synthetischen anabol-androgenen Steroiden durchgeführt werden. Weitere Beispiele für bekannte Anabolika, die durch kleine Abwandlungen des Grundgerüsts entstehen, sind 4-Chlortestosteron und 19-Nortestosteron. Beim Chlortestosteron wird nur in der 4-Stellung ein Chloratom eingeführt, beim Nortestosteron fehlt in der 19-Stellung die Methylgruppe.

Fast alle Steroide unterliegen einem sehr intensiven Metabolismus. Oft kann daher die endogen erzeugte oder die verabreichte Substanz im Urin nicht mehr nachgewiesen werden, sondern nur noch die korrespondierenden Metaboliten. Einige Anabolika werden vorwiegend frei, d.h. unkonjugiert ausgeschieden. Ein Beispiel für diese Gruppe von Anabolika ist Dianabol. Andere Anabolika aber werden analog zum Testosteron zu mehr als 99 % konjugiert ausgeschieden. Als Beispiel für diese Gruppe von Anabolika wäre Nortestosteron zu nennen.

Zum Nachweis von Anabolika benutzen wir Methoden, die in der Steroidanalytik gang und gäbe sind. Tabelle 1 gibt kurz den Aufbereitungsgang für anabol-androgene Steroide wieder. Es sind relativ einfache Operationen, wobei der eigentliche Nachweis jedoch mit einer sehr spezifischen und empfindlichen Meßapparatur erfolgt, nämlich einer Kombination aus Gaschromatographen und Massenspektrometer mit computergesteuerter Auswertung.

Man kann 2 Metabolisierungswege für Anabolika unterscheiden. Der erste Weg ist der, der von fast allen 17-Alkylsteroiden beschritten wird. Als Beispiel betrachten wir hier wiederum das Metandienon (Abb. 2), welches hauptsächlich in freier Form ausgeschieden wird und, wie die meisten anderen 17-Alkylsteroide, ein 6-Hydroxylierungsprodukt als Hauptmetaboliten aufweist.

Der zweite Metabolisierungsweg ist der des Testosterons (Abb. 3). Er besteht in einer Hydrierung der Ketofunktion in 3-Stellung des A-Rings, weiterhin in einer Hydrierung der α4-Doppelbindung und einer Dehydrierung oder Oxidierung der Hydroxygruppe in 17-Stellung

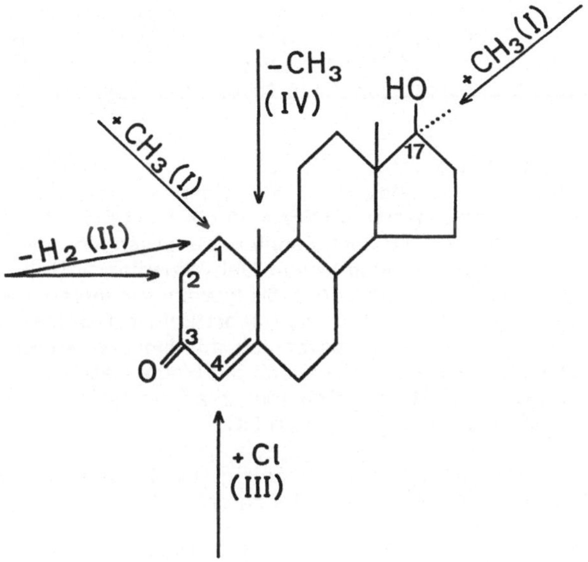

Abb. 1. Modifikation des Testosterons

I Alkylierung in 1- und/oder 17-Position
II Dehydrierung in 1,2-Position
III Chlorierung in 4-Position
IV "Entmethylierung" des C-19

Beispiele:

Methyltestosteron: **I**
Methandienon (Dianabol): **I + II**
1,2,-Dehydro-4-chlor-17- α-methyltestosteron
(Oral-Turinabol): **I + II + III**
Clostebol (Megagrisevit): **III**
Nandrolon (Deca Durabolin): **IV**

Anmerkung: Überschneidungen lassen sich nicht vermeiden, sie sind sogar gewollt.

Tabelle 1. Kurze Beschreibung der Analysenprozedur für Anabolika und Testosteron

5 ml Urin
Adsorption an XAD 2-Harz
Waschen mit H_2O
Elution mit Methanol zur Trockene
Natrium Acetat Puffer pH 5,2; 0,2 mol/l
Enzymatische Hydrolyse
Ätherextraktion zur Trockene
Trimetylsilylierung
Gaschromatograph/Massenspektrometer

zur 17-Ketogruppe. Wie man aus Abbildung 3 erkennt, entstehen so 4 verschiedene Metaboliten, von denen beim Menschen hauptsächlich 2 ausgeschieden werden, und zwar das cis-Androsteron (Ziffer 2) und das 3-α-Etiocholanolon (Ziffer 4). Dieser Testosteronstoffwechselweg trifft zu für die anabolen Steroide Nortestosteron, Chlortestosteron (Chlostebol), Metenolon etc.

Mit der oben skizzierten Analysenmethode für anabol-androgene Steroide ist man in der Lage, im gleichen Analysengang ein ganzes Spektrum von endogenen Steroiden nachzuweisen. Abbildung 4 zeigt ein Beispiel für ein solches Steroidspektrum. Hier sind die Hauptmetaboliten des Testosterons, das cis-Androsteron und das 3- -Etiocholanolon zu erkennen sowie Androstandion, Epitestosteron und Testosteron. Andere Steroide wie Dehydroepiandrosteron und die beiden 11ß-Hydroxysteroide 11ß-Hydroxyandrosteron und 11ß-Hydroxyetiocholanolon geben sowohl Auskunft über den Androgen- als auch über den Kortikoidstoffwechsel. Abbildung 5 zeigt ein Chromatogramm von einem Ausscheidungsversuch mit Nortestosteron. Im Vergleich zu einem Leerwert (Abb. 4) ist deutlich zu erkennen, daß die Hauptmetaboliten des Nortestosterons, das cis-Norandrosteron und das Noretiocholanolon, in einem Bereich des Chromatogramms eluiert werden, der beim Leerwert frei von Signalen ist.

Es ist also mit der Analysenprozedur für Anabolika möglich, gleichzeitig sowohl eine Reihe endogener Steroide als auch die auf dem Markt erhältlichen Anabolika zu erfassen.

Die Anzahl der mit diesem Verfahren nachweisbaren Verbindungen ist theoretisch unbeschränkt. Im Moment wird sie nur limitiert durch die Kapazität des Computers und der Meßanordnung. Abbildung 6 zeigt das Chromatogramm eines Ausscheidungsversuchs mit Metandienon. Der Hauptmetabolit des Metandienons, das 6-Hydroxymetandienon, wurde mit seinen charakteristischen Bruchstücken 460, 281, 209, 143 registriert (Ziffer 1). Diese 4 Fragmente sind zusammen mit der korrekten Retentionszeit im Chromatogramm als eindeutige Identifizierung dieser verbotenen Substanz anzusehen. Ein Massenfragmentogramm stellt den absoluten Beweis für das Vorhandensein oder die Abwesenheit einer Substanz dar.

Aus folgenden Gründen ist es mit unseren analytischen Methoden möglich, zwischen endogenen Substanzen, von denen die Hormone nur einen kleinen Teil ausmachen, und exogen zugeführten Substanzen, darunter fallen die Dopingmittel, zu differenzieren:

1. Die Probenvorbereitung ist so angelegt, daß viele störende Begleitstoffe abgetrennt und die interessierenden Steroide bzw. deren Metaboliten angereichert werden.
2. Die funktionellen Gruppen der Biomoleküle wie Hydroxyl- und Ketofunktionen werden chemisch verändert, wodurch zusätzlich Strukturbeweise und eine bessere Nachweisempfindlichkeit erhalten werden.
3. Die große Trennleistung der modernen Gaschromatographie ermöglicht die Auftrennung auch von komplexen biologischen Gemischen.
4. Die Massenspektrometrie bzw. die Massenfragmentographie weist eine sehr hohe Spezifität auf und ist zudem sehr wenig störanfällig.

Wir haben nach der oben erwähnten Methode seit 1978 mehr als 7000 Urinproben vermessen. Es wäre bei dieser hohen Anzahl von Proben sicher aufgefallen, wenn gravierende Störungen des Anabolikanachweises durch endogene Steroide möglich wären. Störungen, besser ausgedrückt eine Beeinflussung der Ja-Nein-Entscheidung, können evtl. bei dem neuerdings zum Dopingmittel erklärten Testosteron auftreten, und zwar innerhalb eines quantitativen Limits. Weiterhin sind Störungen denkbar durch Ovulationshemmer, die sich vom 19-Nortestosteron ableiten.

Zunächst zum Testosteron. Wir beobachten bei der Vermessung des endogenen Steroidspektrums im Grunde zunächst keinen auffälligen Unterschied zwischen dem Steroidspektrum einer Frau und dem eines Mannes. Der Grund hierfür ist, daß auch die Frau geringe Mengen Testosteron und größere Mengen anderer Androgene produziert. Abbildung 7 stellt den Vergleich eines Steroidspektrums einer Frau und eines Mannes dar. Die zu registrierenden Spuren sind auf den ersten Blick recht ähnlich. Es gibt in der Literatur Hinweise, daß man

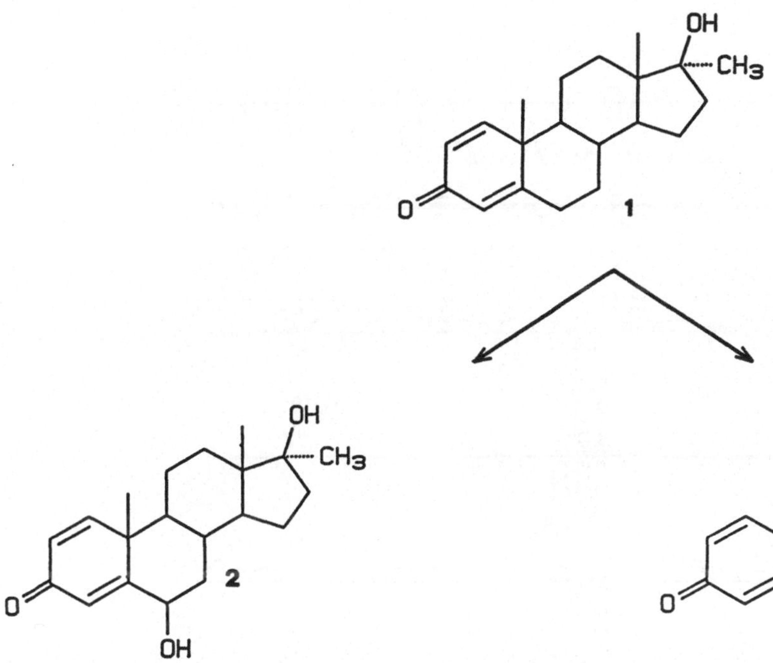

Abb. 2. Metabolisierung von Metandienon
1 Metandienon 2 6-Hydroxy-Metandienon 3 Epi-Metandienon

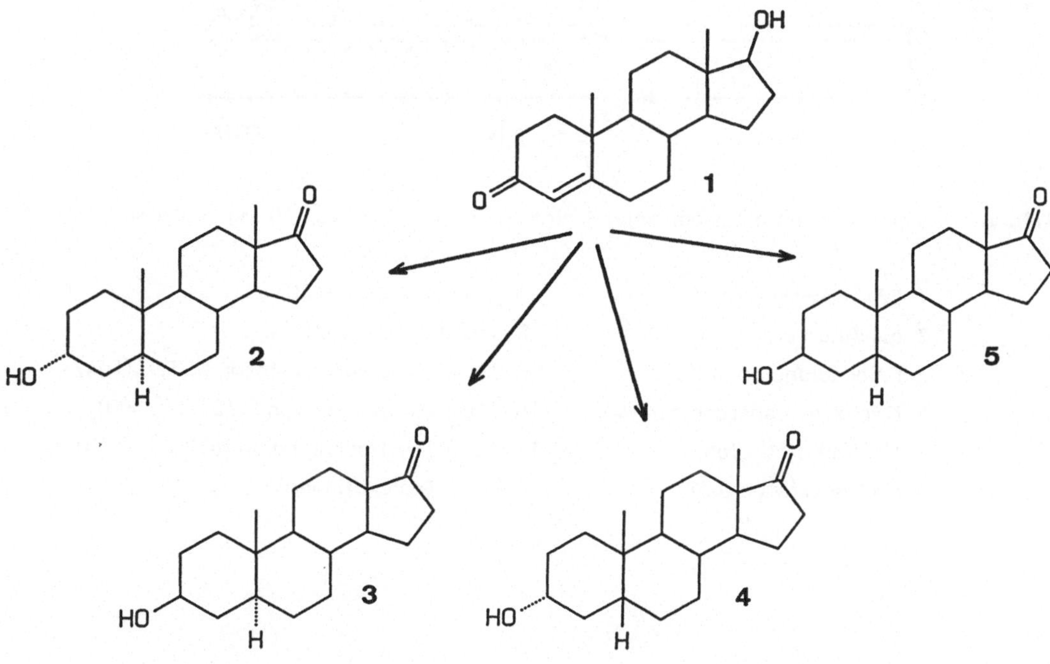

Abb. 3. Metabolismus von Testosteron 1 Testosteron 2 cis-Androsteron
3 Epiandrosteron 4 3α-Etiocholanolon 5 3ß-Etiocholanolon

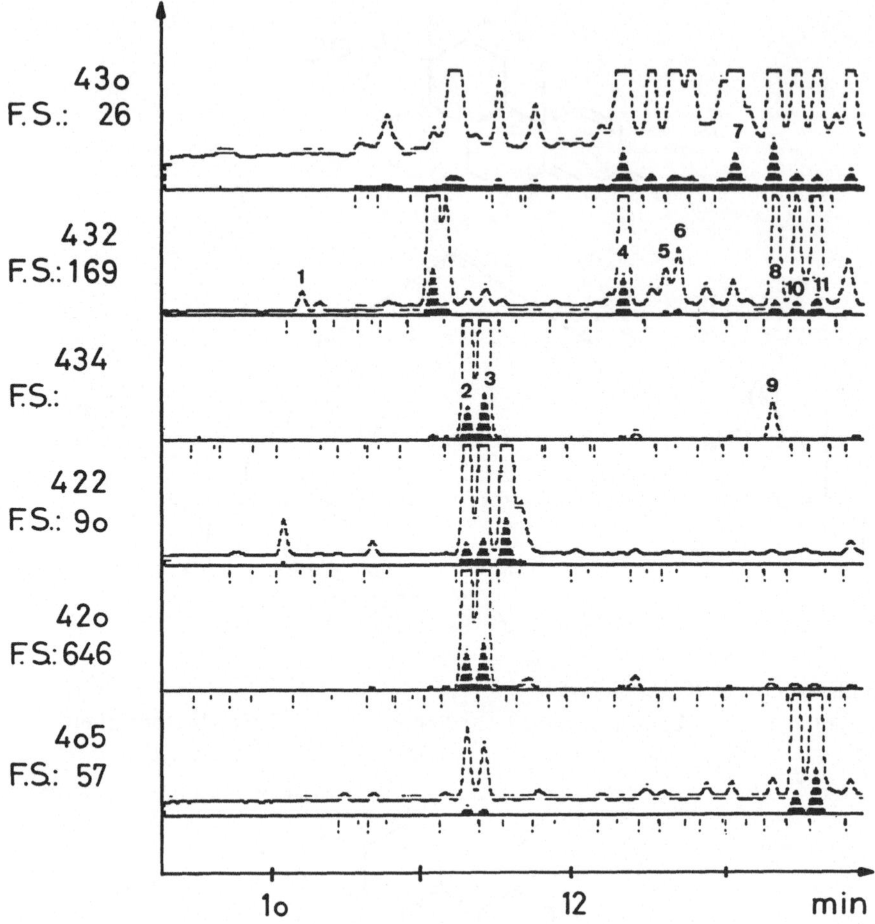

Abb. 4. Steroidspektrum eines normalen Urins vor Applikation von 40 mg Testosteron

1 5ß-Andostendion (432)
2 cis-Androsteron (434)
3 Etiocholanolon (434)
4 Dehydroepiandrosteron (432)
5 5 -Androstandion
6 Epitestosteron (432)
7 Androstendion (430)
8 Testosteron (432)
9 1,2-Dideuterotestosteron (ISTD) (434)
10 11ß-OH-Androsteron (432 = M^+ -90)
11 11ß-OH-Etiocholanolon (432 = M^+ -90)
(M^+ = Molekülionen)

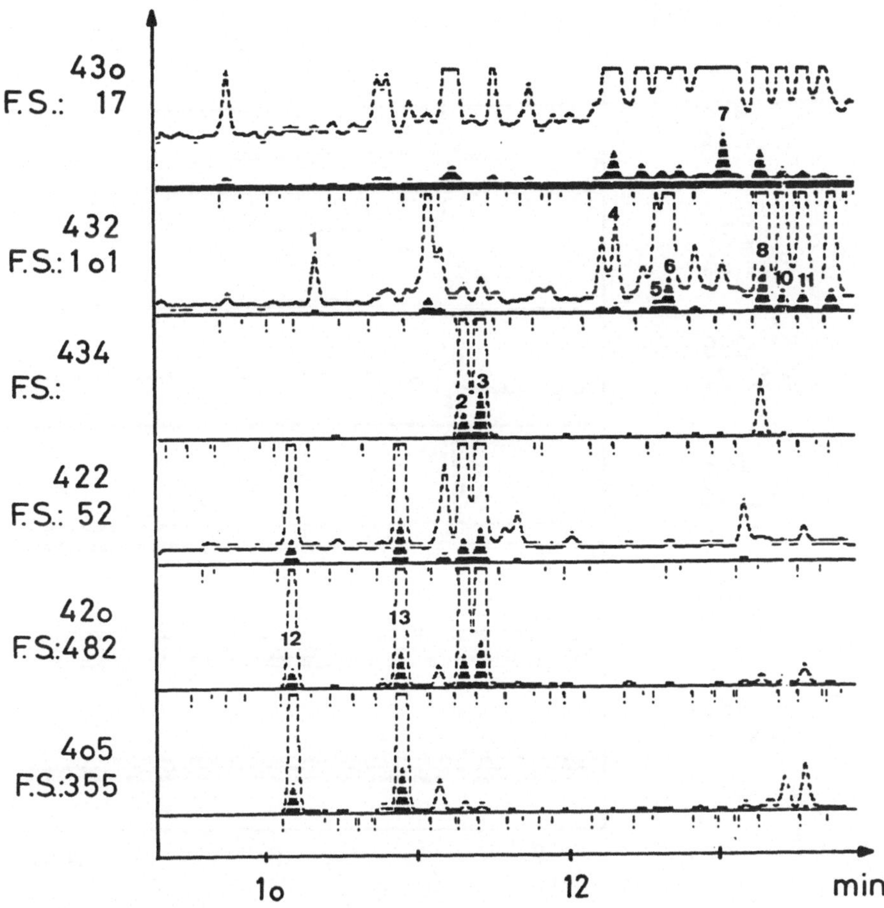

Abb. 5. Ausscheidung von Nandrolon (Nortestosteron) nach Injektion von 50 mg Nandrolondecanoat

Identifizierung der anderen Peaks vgl. Abb. 4

12 cis-Norandrosteron (420 = M^+ und 405 = M^+ -15)

13 Noretiocholanolon (420 = M^+ und 405 = M^+ -15)

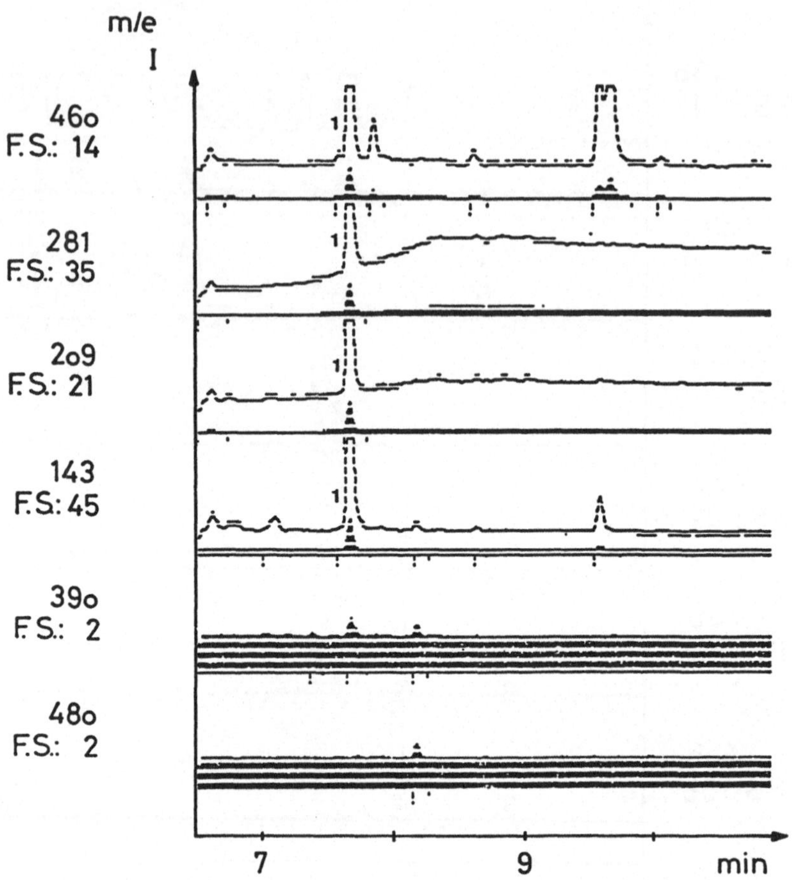

Abb. 6. Metandienon, der Nachweis des Metaboliten 6-Hydroxymetandienon (1) nach Extraktion, Derivatisierung und Massenfragmentographie

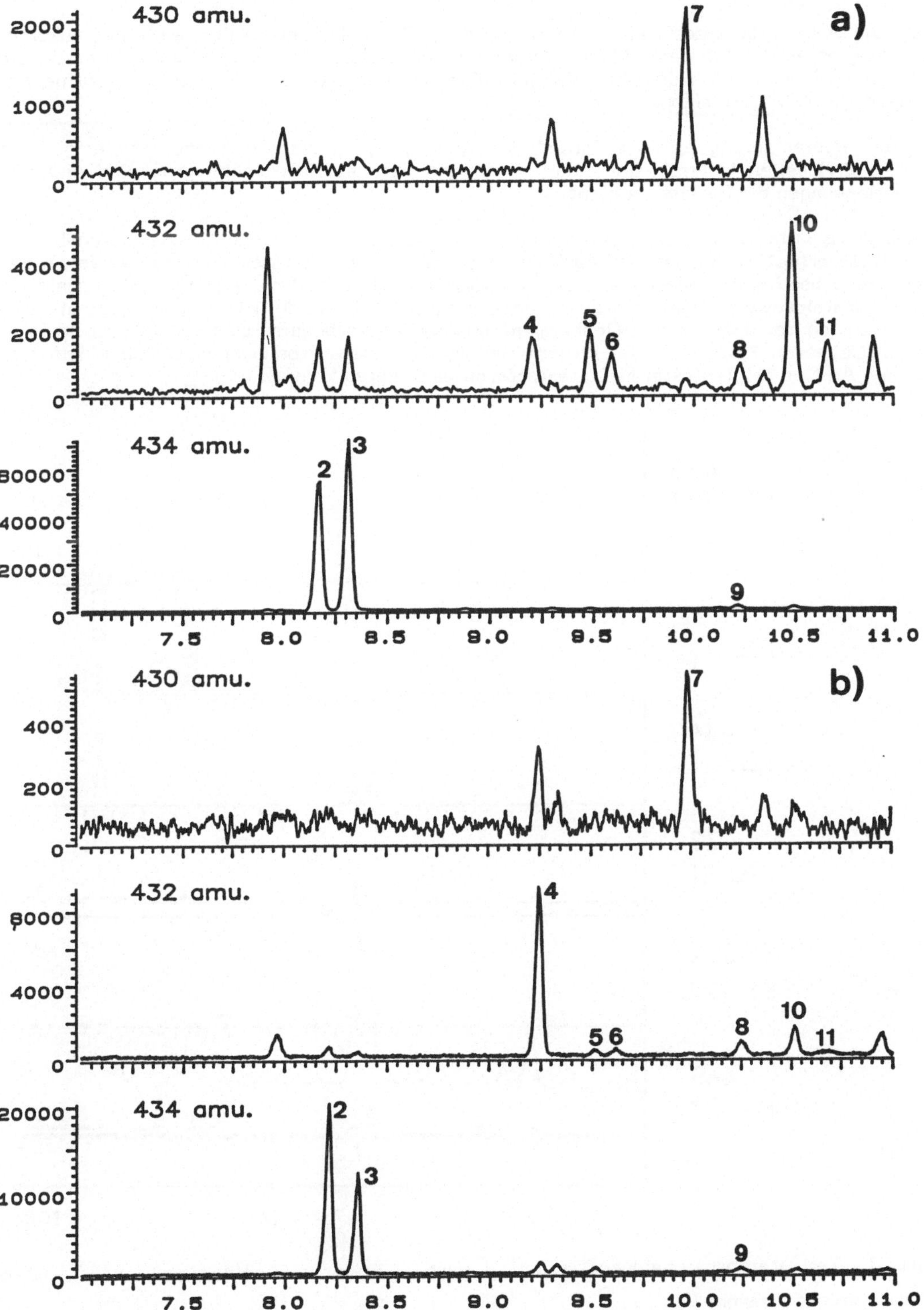

Abb. 7. a Chromatogramm eines Frauenurins **b** Chromatogramm eines Männerurins Zuordnung der Peaks s. Abb. 4

anhand des Verhältnisses von cis-Androsteron zu Etiocholanolon darüber Auskunft bekommen könnte, ob es sich um einen Mann oder eine Frau handelt. Bei Männern soll dieser Quotient >1, bei Frauen <1 sein. Wir konnten dies bei der Auswertung unserer Routineproben allerdings nicht bestätigen.

Eine Differenzierung allein aufgrund des Androgenspektrums ist recht schwierig, da die interindividuellen Unterschiede beim Mann und bei der Frau recht groß sind und es zu Überlappungen der Bereiche kommt.

Abbildung 8 zeigt das Chromatogramm einer testosteronpositiven Probe. Grundlage der Testosteronbestimmung ist, daß nach der Applikation von Testosteron oder eines seiner Ester ein ganz bestimmter Metabolit des Testosterons, nämlich das Testosteronglukuronid, sehr stark ansteigt, wohingegen sich einige andere endogene Steroide, wie z.B. das Epitestosteron, im Rahmen der analytischen Genauigkeit unmerklich verändern. Dadurch kommt es, daß es nach Gabe von Testosteron (in diesem Fall 40 mg Testosteronundecanoat) zu einem merklichen Anstieg des Testosteron-Epitestosteron-Quotienten kommt.

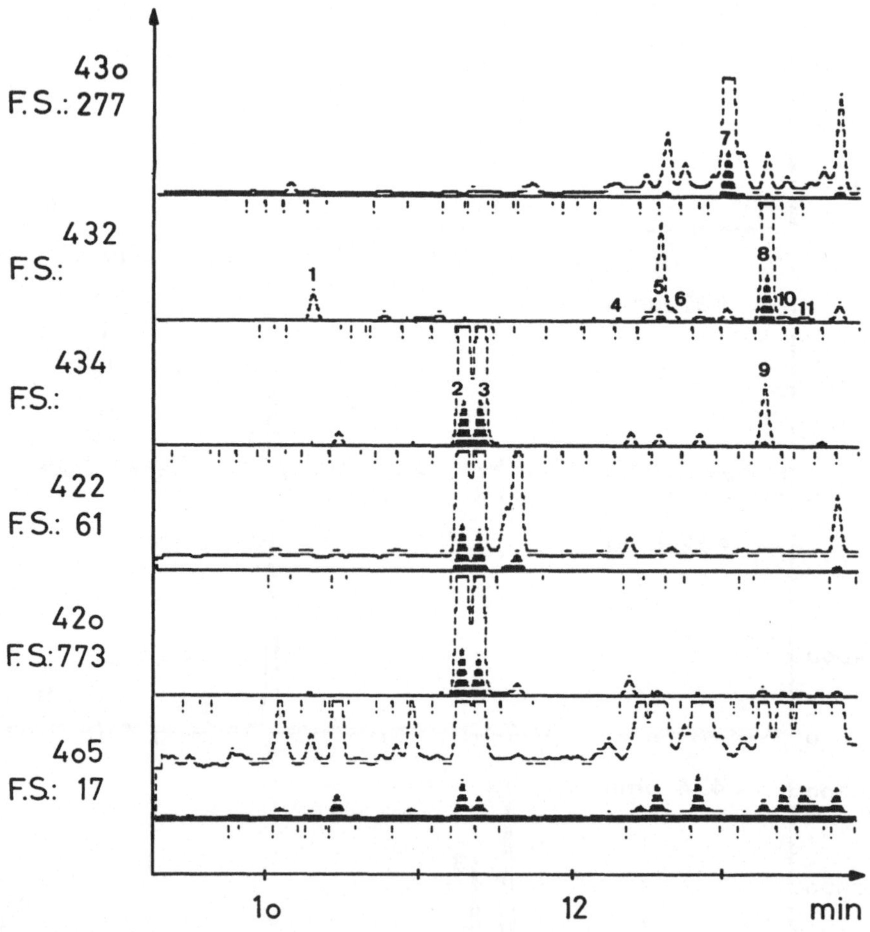

Abb. 8. Testosteronausscheidungsversuch nach oraler Applikation von 40 mg Testosteronundecanoat

Je nach Menge des applizierten Testosterons und je nach Darreichungsform, sei es i.m., oral oder rektal, kann der Testosteron-Epitestosteron-Quotient bis auf 80 oder 100 ansteigen.

Mit diesem Screeningverfahren ist es uns möglich, neben der qualitiven Bestimmung mit Hilfe eines internen Standards auch eine quantitative Bestimmung des Testosterons und anderer endogener Steroide durchzuführen.

Der Grund, weshalb die medizinische Kommission des IOC und die medizinische Kommission des IAAF das Testosteron so schnell auf die Dopingliste gesetzt haben, sind die Ergebnisse von Nachmessungen, die wir anhand von 600 Urinen der Olympischen Spiele von Moskau gemacht haben. Dabei hat sich herausgestellt, daß besonders bei den Frauen Testosteronmißbrauch zu beobachten war (Tabelle 2).

Wenn man den Testosteron-Epitestosteron-Quotienten betrachtet, dessen Normbereich etwa zwischen 0,2 und 3,5 liegt, so ist zu erkennen, daß in der Vergleichsgruppe mit 357 Beobachtungen kein Wert ist, der über 3,9 liegt. Die höheren Werte, in diesem Fall Quotienten >6, sind nur durch eine exogene Testosteronzufuhr zu erklären. Zu erwähnen ist, daß die Probe mit der höchsten Testosteronkonzentration (400 ng/ml) die einer Frau ist. Sie fällt im Vergleich zu den anderen 600 gemessenen Konzentrationen sehr stark heraus, und weist auch den höchsten Testosteron-Epitestosteron-Quotienten von 36 auf.

Tabelle 2. Statistische Auswertung von 600 Urinproben (olympische Spiele, Moskau) und von Vergleichsurinen

(**Q** Testosteron-Epitestosteron-Quotient, **p** Wahrscheinlichkeit)

Stichproben	n	Q_{max}	Proben mit Q >6	Proben mit Q >5,3 (berechnet, p = 99,9 %)
Moskau Frauen	136	36	10 (7,10 %)	11 (7,86 %)
Moskau Männer	424	26	9 (2,12 %)	9 (2,12 %)
Studenten gesamt	718	4,5	0 (0 %)	0 (0 %)
Stud. Frauen	357	3,9	0 (0 %)	0 (0 %)
Stud. Männer	365	4,5	0 (0 %)	0 (0 %)

Endogene Steroide können die von uns vorgestellte Dopinganalytik für Anabolika nicht beeinflussen. Ich möchte aber ein Beispiel anführen, das insbesondere in Rahmen dieses Symposiums diskussionswürdig ist: Nämlich die Auswirkung von sehr hohen Dosen des Wirkstoffes Norethisteron. Applizieren wir Primolut, ein Medikament der Fa. Schering, das 5 mg Norethisteron pro Tablette enthält, dann ist der Urin immer noch frei von Nortestosteronmetaboliten. Wenn wir höher dosieren, dann sehen wir nach 55 mg, wie die Nortestosteronmetaboliten erscheinen (Abb. 9).

Nach 70 mg sind die Metaboliten in einer Konzentration vorhanden, die eine Laboranalyse eindeutig positiv auf Nortestosteron ausfallen läßt. Der Grund dafür liegt darin, daß die Ethynilgruppe im Norethisteron entweder enzymatisch oder unter der Bedingung der Aufarbeitung bzw. bei der Injektion in den Gaschromatographen abgespalten wird. Die Frage ist, ob es notwendig oder ethisch vertretbar sein kann, mit solch hohen Dosen eines Steroids die Menstruation zu verschieben. Ethisch vertretbar, weil nämlich 15 mg dieser hochwirksamen Substanz das Hundertfache der Dosis sind, welche die Ovulation hemmt. Diese Frage sei zum Abschluß in den Raum gestellt und ebenso die Frage, ob nicht auch ein quantitatives Limit für Norethisteron festgesetzt werden sollte.

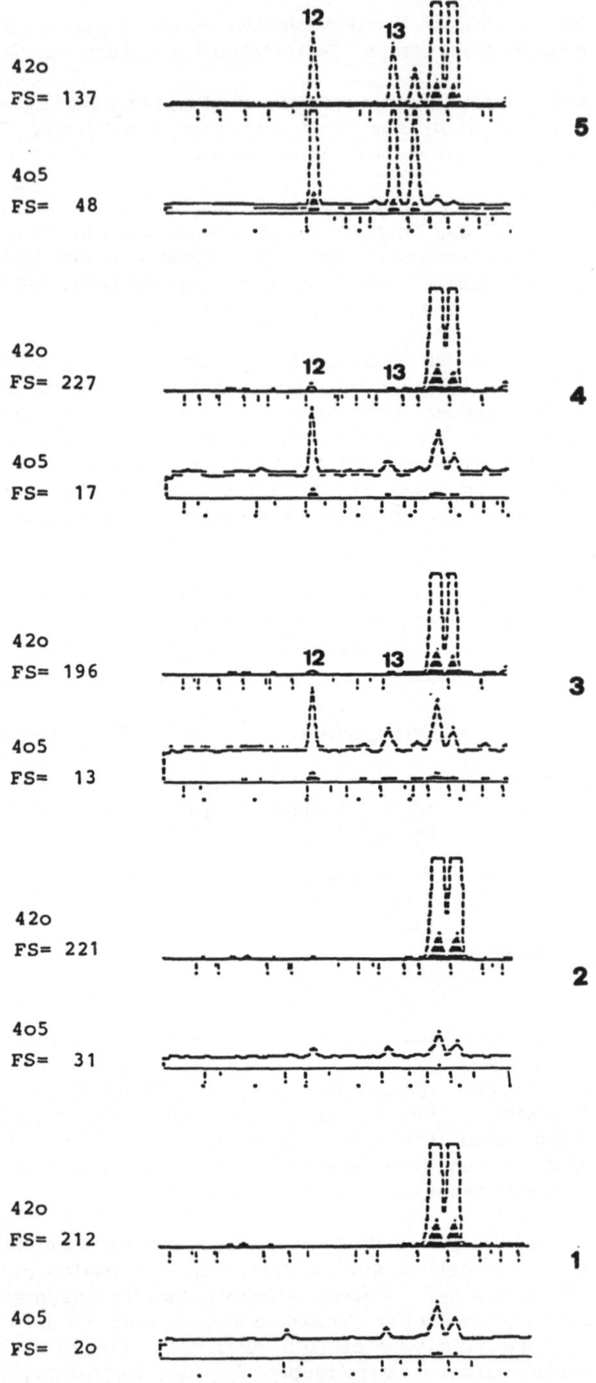

Abb. 9. Ausscheidungsversuch mit Norethisteron von M^+ und M^+ -15 der Hauptmetaboliten des Nortestosterons (12, 13 s. Abb. 5)

1 Leerurin
2 nach 5 mg Norethisteron
3 nach 55 mg Northisteron
4 nach 70 mg Norethisteron
5 Nortestosteronausscheidungsversuch

Diskussion zu Kapitel 6

Wurster: Durch Fernsehen und Presse ging vor einigen Jahren, daß eine Athletin die mehrfache Menge einer Antibabypille eingenommen und damit Dopingwirkungen erzielt habe. Dies ist sicher ein wichtiger Punkt aus dopinganalytischer wie gynäkologischer Sicht. Herr Prof. Donike, gibt es dazu nähere Information?

Donike: Wenn man schon allein in die Rote Liste hineinschaut, so wird als Nebenwirkung der Ovulationshemmer Gewichtszunahme beschrieben. Das ist das, was Athletinnen in den Kraftsportarten glauben, erreichen zu müssen. Es ist also damit schon klar, daß aufgrund der Gewichtszunahme ein wie auch immer gearteter anaboler Effekt zustande kommt. Ich bezweifle, daß es immer der anabole Effekt ist, der gewünscht wird, nämlich, daß aktive Muskelmasse erzeugt wird, die für gewisse Sportarten nötig ist. Soweit ich die ganzen Bilanzuntersuchungen verstehe, ist immer der Organismus als Integral untersucht worden, nicht jedoch die für eine Sportart charakteristische und wichtige Muskelmasse, ganz abgesehen vom Funktionsablauf. Ob man mit einem Ovulationshemmer in doppelter oder dreifacher Dosierung eine Leistungszunahme erzielen kann, bezweifle ich. Doch bezweifle ich nicht, daß es in dem von mir vorher vorgestellten Fall mit 15 mg eines hochwirksamen Stoffes, der höchstwahrscheinlich noch zu einem hochwirksamen Anabolikum, nämlich Nortestosteron, metabolisiert wird, zu einem Leistungszuwachs (Proteinzuwachs) kommt. Die Frage ist, ob dieser Metabolit direkt entsteht, dann sollte er unwirksam sein, oder ob als Zwischenprodukt der Deäthinylierung, der Äthylgruppenabspaltung in der 17-Stellung, nicht Nortestosteron entsteht. Nortestosteron ist ein sehr naher Verwandter des Testosteron. Für mich ist der Wirkmechanismus klar. Wenn ich im weiblichen Körper den Östrogen-Androgen-Quotienten verschiebe hin zur androgenen Seite, dann treten jene Erscheinungen auf, die man als Virilisierung bezeichnet und die für den Hochleistungssport förderlich zu sein scheinen.
Ich leugne nicht, daß Anabolika im Frauensport Wirkungen zeigen, viel mehr als im Männersport, wo ich immer dagegen diskutiere, daß dies so sein muß. Dort ist es für mich vollkommen klar, daß damit die körpereigene Androgenproduktion auf Null heruntergeschraubt wird. Bei einer Frau ist dies etwas anderes. Ich habe schon häufiger ein Beispiel gebracht: 1976 war ich mit der Familie an der belgischen Küste. Dort war das 50jährige Jubiläum der ersten Kanalüberquerung von einer Schwimmerin. Ich habe meiner Frau deren Bild gezeigt mit der Frage: "Meinst Du auch, daß die Anabolika hat?" Meine Frau nickte. Dies war jedoch vor 50 Jahren, als es noch gar keine Anabolika gab. Die Frau war damals bereits Mutter von 4 Kindern. Ich kann jedem nur empfehlen, in einem Archiv nach dem Bild jener Frau in Siegerpose nach der Kanalüberquerung zu suchen. Damals, 1926, gab es noch keine Anabolika.

Keller: Zwei Fragen: Die erste zum Norethisteronacetat. Sie sagten, eine Dosis von 15 mg sei hoch. Dies ist für die Pille zutreffend. Aber für eine junge Patientin mit einer Endometriose ist das eine relativ niedrige Dosierung. Hier würden wir täglich mit 20 - 30 mg über 1 Jahr oder länger therapieren. Ich glaube, das wäre für den Sport wichtig zu bedenken.
Meine zweite Frage halte ich für noch gravierender. Haben Sie Erfahrung mit Danazol, einem 17-Äthinyltestosteron, das bei Endometriose mit einer Dosis von 400 - 600 mg, also mit einer wesentlich höheren Dosis als das Norethisteronacetat verabreicht wird. Könnte das zu

Interferenzen führen?

Donike: Glauben Sie, daß eine Patientin mit einer Endometriose Hochleistungssport treiben kann?

Keller: Ohne Zweifel.

Donike: Das heißt, daß ich oder wir damit zu rechnen haben, daß hin und wieder so ein Fall auftaucht.

Keller: Ich stelle das zur Diskussion. Ich frage mich nur, ob nicht gerade bei Danazol mit einer Dosierung von 400 - 600 mg/Tag sich dies in ihren Analysen in irgendeiner Form bemerkbar machen müßte?

Donike: Aus ethischen Gründen fühle ich mich nicht in der Lage, solche Experimente ohne Indikation nachzuvollziehen.

Keller: Die hochdosierte Gestagentherapie schadet sicher keiner Frau. Wir setzen Gestagene beispielsweise als Mitosehemmer bei onkologischen Patienten ein und gehen dabei auf eine Dosis von 1000 - 1500 mg pro Tag. Rein von der Applikation her bräuchte man also keine Bedenken haben.

Schroeder: Mich würde interessieren, wie lange Sie verdächtige Metaboliten nach der letzten Einnahme noch nachweisen können? Wieviele Tage, wieviele Wochen?

Donike: Das ist sehr unterschiedlich. Dies ist abhängig von der Art des Wirkstoffes, von der Applikatonsart, von der Dosierung, ob Einmaldosierung oder Dauertherapie, von individuellen Faktoren und dann auch von den Faktoren der Belastung. Als grober Anhaltspunkt: Die oral wirkenden Anabolika sind bis etwa 14 Tage nachweisbar, die injizierbaren 3 - 4 Monate. Nach Caracas wurde behauptet, wir könnten noch 2 Jahre lang Medikamente nachweisen, ja gar bis zur Kindheit. Ich habe dies dementiert, weil ich glaube, als Wissenschaftler die Wahrheit sagen zu müssen, aber auf der anderen Seite zweifle ich heute, ob es richtig war, dies zu dementieren.

Barwich: Ist Testosteron ein Dopinghormon für die Frau oder u.U. auch für den Mann?

Donike: Für beide. Es ist für beide verboten. Es ist auch für den Mann ein Dopinghormon. Wir kennen aus der Endokrinologie, daß Testosteron 2 Wirkkomponenten hat, die wir als androgene Komponente und als anabole Wirkung bezeichnen. Typisch dafür ist, daß das nach meiner Auffassung heute beste Lehrbuch auf diesem Sektor von POKACHNIAN den Titel trägt: "Andro-Anabolika", d.h. daß es bis heute nicht gelungen ist, beide Wirkungen zu differenzieren, zu separieren. Testosteron wird und wurde auch im Männersport ausgiebig eingesetzt und nach meiner Auffassung nicht mit dem gesunden Männerverstand, erst recht nicht mit dem "geschärften" Verstand eines Mediziners. Ich halte es für vollkommen obsolet, daß man einen 18- oder 19jährigen mit Testosteron behandelt oder traktiert, oder daß man Heimweh in Mexiko bei einem 20jährigen mit 250 mg Testosteronderivat-Injektionen bekämpft.

De Laat: Sie haben betont, daß die Spiele in Los Angeles zu 99 % dopingfrei sein werden. Wie kann man das garantieren?

Donike: Kommen Sie hin, schauen Sie nach.

De Laat: Sollte bei den Frauen einen Monat vorher oder zu Beginn der Spiele Urin untersucht werden, oder gibt es da eine Art regelmäßiger Kontrolle?

Donike: Nein, dort werden Dopingkontrollen durchgeführt. Die ersten 4 Plätze werden kontrolliert, noch etwa 20 % der übrigen Starter werden nach einem Losverfahren ausgewählt. Wir rechnen damit, daß bis zu 2000 Urinproben analysiert werden. Jede Urinanalyse beinhaltet 4 - 5 gaschromatographische Analysengänge.

De Laat: Im Hinblick auf Los Angeles sind Sie davon überzeugt? In Moskau habe ich gesehen, daß es etwas mehr Dopingsünder gab.

Donike: Ich weiß nicht. Man kann natürlich immer hin- und herdiskutieren. Testosteron war in Moskau noch nicht verboten. Es wurde in Moskau deshalb auch nicht auf Testosteron kontrolliert. Wir haben Nachuntersuchungen anhand der B-Proben der Urine von Moskau und Lake Placid durchgeführt. Der Testosteronnachweis aus den Proben von Lake Placid war nicht so gravierend wie jener aus Moskau. Die Wintersportverbände scheinen nicht so infiziert zu sein, obwohl es auch dort einige positive Proben gab.

Wodick: Auf welche Sportarten haben sich die Testosteronbefunde bezogen? Nur auf die Schwerathletik oder auch auf die Ausdauerdisziplinen?

Donike: Was Moskau angeht, kann ich über Sportarten keine Aussagen machen. Wir hatten nur die Codenummer und keine Auskunft über die Zugehörigkeit zu Sportarten. Wir wußten lediglich, ob es Männer oder Frauen waren. Dies war auf Anordnung des Präsidenten der medizinischen Kommission geschehen. Wir hatten keine Informationen über Name und Land, so daß wir dort keine Rückschlüsse ziehen konnten.

Jeschke: Auch nicht über Plätze?

Donike: Über Plätze insofern, als in Moskau auch die ersten Vier kontrolliert worden sind. Daher ist zu vermuten, daß bei den 600, die wir nachgetestet haben, 500 Proben der Plätze 1 - 4 dabei waren.

Wurster: Es ist gut zu wissen, daß das sportliche Training selbst keine hormonellen Veränderungen mit sich bringt, die zu einem positiven Dopingergebnis führen würden. Doch wird das Dopingproblem auch in Zukunft leider nicht aus dem Sport wegzudenken sein. Neue Lücken in den Verbotslisten der Sportverbände werden aufgespürt werden, um Doping zu versuchen. Zum Wohle des Sports können wir nur hoffen, daß die Sünder immer schneller und sicherer aufgespürt werden.

Amenorrhea in Athletes

M. M. SHANGOLD

More women exercise on a regular basis, and many new questions have arisen about the effects of such exercise on menstrual function. One of the most publicized issues is that of menstrual irregularity and amenorrhea, which are more common among athletes than among the general population (see capter 4: Wurster et al. table 1).

After hearing a great deal about menstrual irregularity in athletes, we decided to assess the actual prevalence of the problem. We distributed questionnaires to all 1841 women who entered the 1979 New York City Marathon, asking about age, height, weight, and obstetrical, gynecological, social, and athletic histories. The results were very interesting (SHANGOLD a. LEVINE 1982).

Each women served as her own control (i.e., her menstrual pattern during intensive training was compared with her pattern before training). As shown in Figure 1, most women who had had regular menses prior to training, continued to do so during intensive marathon training; most women who had had irregular menses continued to have irregular menses; and most women who had been totally amenorrheic prior to training, continued to be totally amenorrheic. Thus, the best predictor of a woman's menstrual pattern during strenuous physical training was her pretraining menstrual pattern. This finding was important because it showed that most athletes with menstrual problems, in fact, had these problems before they ever began to exercise.

Figure 2 demonstrates that menstrual pattern was unrelated to average weekly mileage, running pace, or number of years of running. Figure 3 demonstrates that amenorrheic runners were significantly lighter than runners menstruating regularly and also had significantly lower ratios of weight to height than runners menstruating regularly. This showed that thinness was related to amenorrhea, which was true even before the women began to run.

The problem is not nearly so simple, however. The menstrual problems which are more common among athletes may result from any of several factors that often change simultaneously during intensive athletic training. The following have been suggested as causes of exercise-related amenorrhea:

1. Low weight
2. Low body fat
3. Weight loss
4. Nutritional inadequacy
5. Physical stress or energy drain
6. Emotional stress
7. Acute hormonal alterations (involving prolactin, androgens, endorphins, melatonin, catecholamines, or prostaglandins)
8. Chronic hormonal alterations

It is common for athletes to lose weight and body fat during intensive training, and they may attain and maintain very low levels of both weight and body fat. Changes in diet and sleep patterns may play a role. Most athletes experience physical stress, which may include fatigue. Emotional stress may also be significant and has probably received less attention than it deserves. Although exercise tends to relieve stress and anxiety, a considerable amount of it may develop from trying to find time for regular exercise, particularly in busy individuals. Competition may add even more stress and anxiety.

Many hormone concentrations change acutely during exercise and return to normal levels within an hour or two after cessation of exercise. There are also chronic alterations in the resting concentrations of several hormones in association with regular exericse. Any of these factors, alone or in combination, may lead to menstrual irregularity or amenorrhea (in athletes or in sedentary women).

Among the hormones whose levels rise acutely during exercise are prolactin (Fig. 4) and testosterone (Fig. 5) (SHANGOLD et al. 1981). Both of these return to normal levels within an hour or two after cessation of exercise.

Figure 6 shows the resting concentrations of follicle-stimulating hormone (FSH), luteinizing hormone (LH), estradiol, and progesterone during two menstrual cycles in the same runner. She varied the amount of running she did during the luteal phase of each cycle (SHANGOLD a. LEVINE 1982), but she did the same amount of running during the follicular phases of the two cycles (20 miles per week). In the control cycle she did virtually no running during the luteal phase; in the training cycle she ran 20 miles per week during the luteal phase. As shown, FSH, LH, and estradiol were essentially the same in the two cycles. However, progesterone levels were significantly lower during the training cycle than during the control cycle, and the next menstrual period began two days earlier following the training cycle.

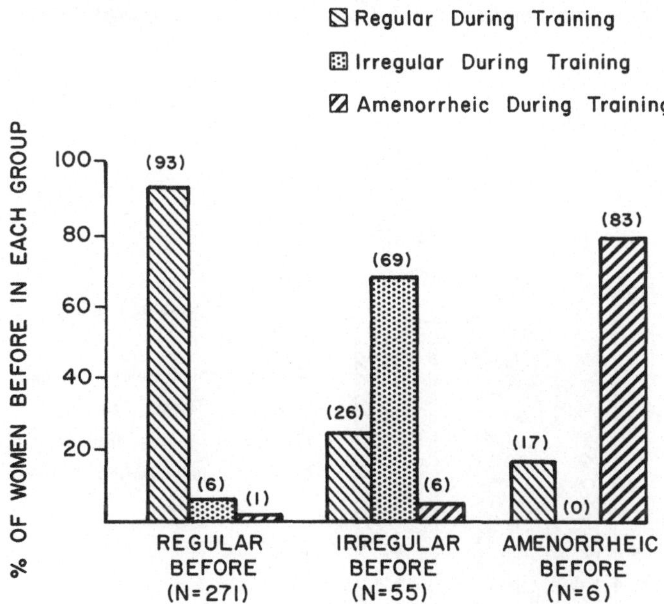

Fig. 1. Menstrual changes during training (93 % of women who had regular menses before training continued to have regular menses during training). (SHANGOLD a. LEVINE 1982)

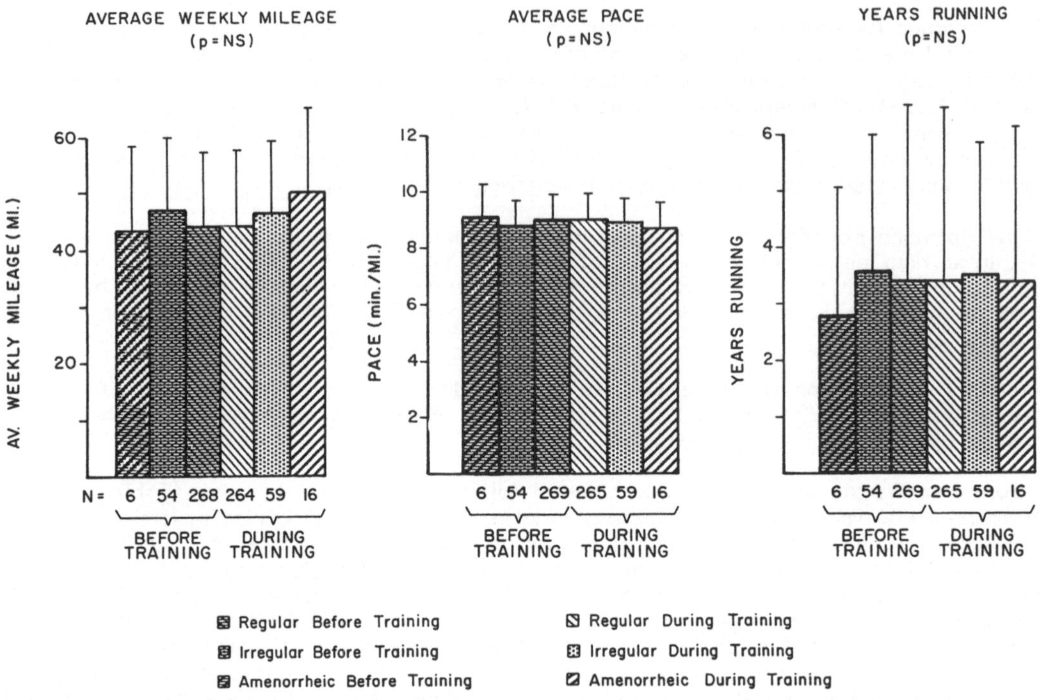

Fig. 2. Menstrual patterns before and during training (mean ± SD), comparing groups on the basis of average weekly mileage, average pace, and number of years of running. (SHANGOLD a. LEVINE 1982)

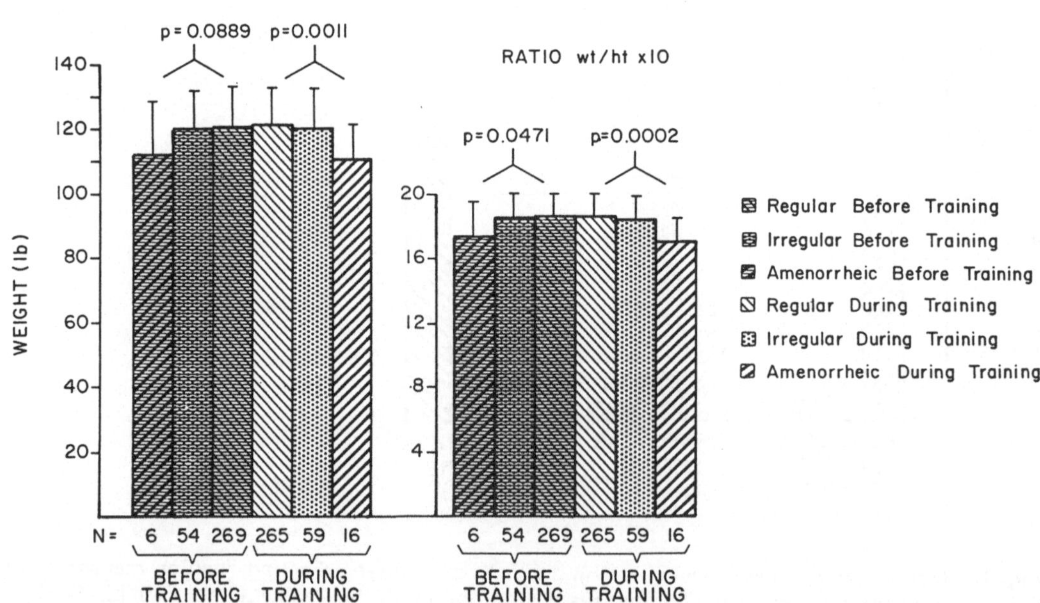

Fig. 3. Menstrual patterns before and during training (mean ± SD), comparing groups on the basis of weight and the ratio of weight to height, the latter multiplied by 10. (SHANGOLD a. LEVINE 1982)

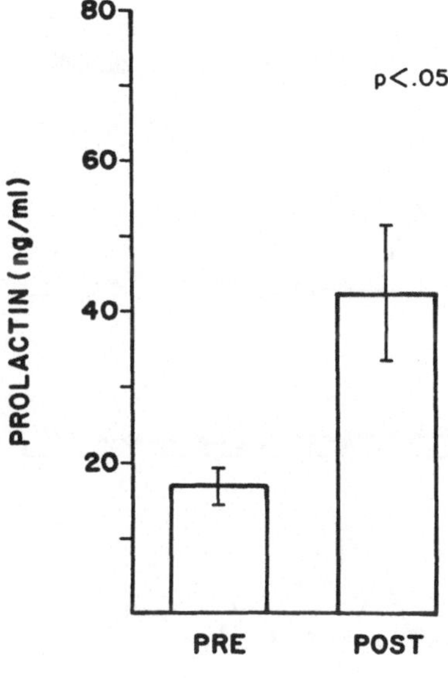

Fig. 4. Prolactin concentrations pre- and postexercise (30 min of running at each subject's own pace) (n = 6). Bars indicate means ± SE (SHANGOLD et al. 1981). (With permission of the publisher, The American Fertility Society)

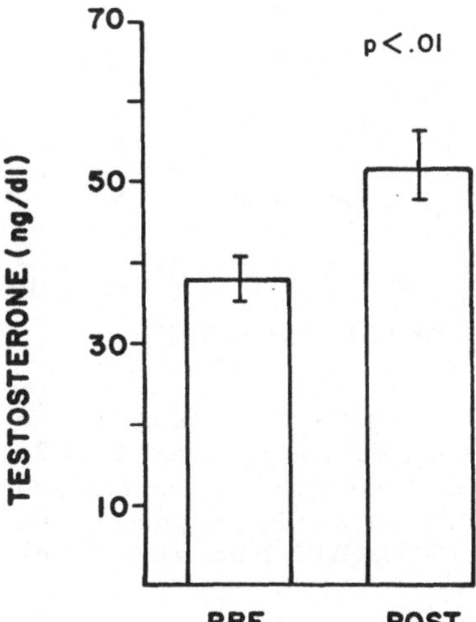

Fig. 5. Testosterone concentrations pre- and postexercise (30 min of running at each subject's own pace) (n = 6). Bars indicate means ± SE (SHANGOLD et al. 1981). (With permission of the publisher, The American Fertility Society)

Figure 7 shows that the length of the luteal phase was inversely proportional to the average weekly mileage, in 18 cycles measured. Figure 8 shows that midluteal progesterone levels were significantly lower in cycles of running than in control cycles. Thus, running was associated with lower midluteal progesterone levels and shortening of the luteal phase.

Luteal phase inadequacy is the first menstrual abnormality to occur with any insult to the menstrual cycle. If the insult continues, the next abnormality that develops is euestrogenic anovulation (in which a woman continues to produce progesterone). With progression of the insult, the next abnormality that develops is hypoestrogenic amenorrhea. This same progression of abnormalities occurs regardless of the cause. For example, hyperprolactinemia and hypothyroidism produce the same sequence of dysfunction as occurs from strenuous exercise.

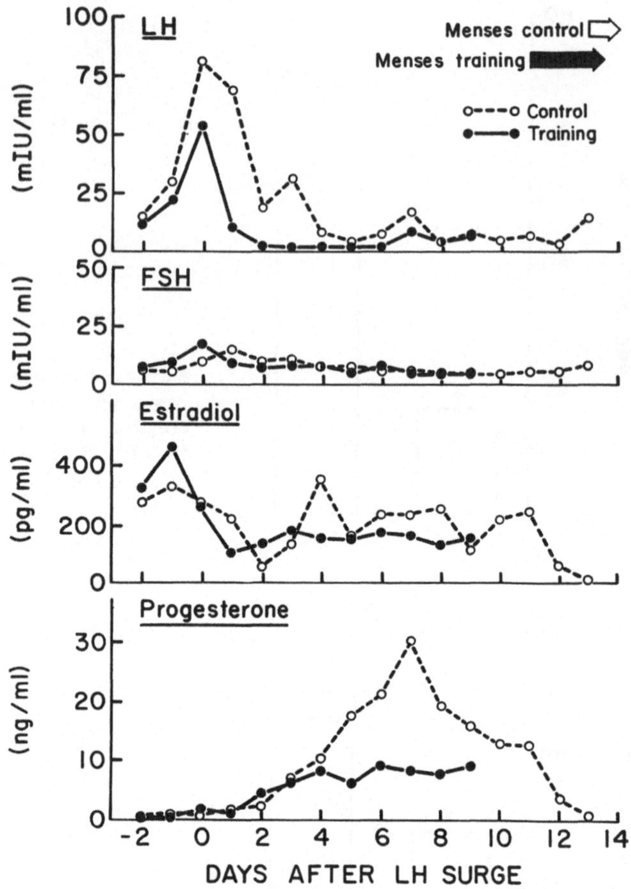

Fig. 6. Daily plasma concentrations of LH, FSH, estradiol, and progesterone throughout the luteal phases of two menstrual cycles. In the control cycle, the subject ran an average of 26 miles per week during the follicular phase and none during the luteal phase. In the training cycle, she ran an average of 20 miles per week during both follicular and luteal phases. The arrows indicate the next menstrual period (SHANGOLD et al. 1979). (With permission of the publisher, The American Fertility Society)

Although the prevalence of menstrual irregularity and amenorrhea is higher among athletes than among the general population, it is dangerous to assume that exercise is responsible or even related to these problems. Several serious conditions may lead to oligoamenorrhea, including pituitary microadenomas, hypothyroidism, and premature ovarian failure. These disorders must always be ruled out, by performing a thorough evaluation of every woman presenting these menstrual problems. Even after these potentially dangerous conditions have been ruled out as possible causes, it is inappropriate to dismiss the patient without treatment. Regardless of the cause of this condition, treatment is usually necessary, in order to prevent a serious result.

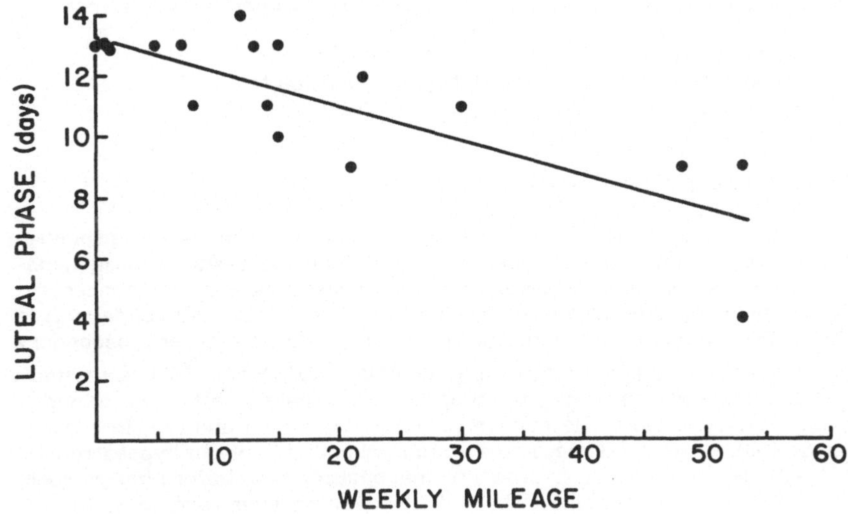

Fig. 7. Relationship between mileage run during the first 7 days of follicular phase and length of luteal phase, defined as the interval between the day of cervical mucus change and onset of next menses, in 18 cycles ($y = 13.3 - 0.11x$; $r = -0.81$; P 0.001). Point (1.13) represents three values (SHANGOLD et al. 1979). (With permission of the publisher, The American Fertility Society)

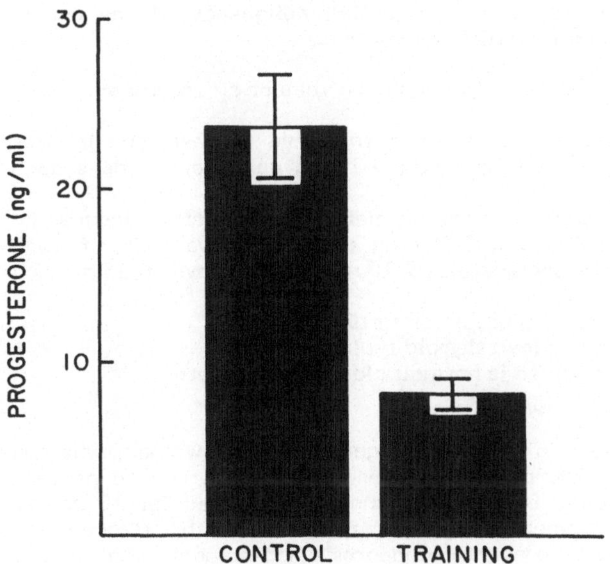

Fig. 8. Midluteal phase plasma progesterone concentrations obtained 7 days after cervical mucus change (presumptive evidence of ovulation), comparing seven samples from three control cycles and seven samples from three training cycles. Bars indicate means ± SE (P 0.001) (SHANGOLD et al. 1979). (With permission of the publisher, The American Fertility Society)

For all women presenting oligoamenorrhea, I perform the following diagnostic evaluation:

1. History and physical examination
2. Prolactin, thyroid-stimulating hormone (TSH), thyroid function tests, FSH, LH
3. Progesterone challenge test
4. If prolactin high: CT scan
5. If FSH high: karyotype
6. If pregnancy desired: infertility evaluation

I begin with a basic history and physical examination. I measure the serum prolactin concentration, to detect hyperprolactinemia. I order thyroid function tests because hypothyroidism can lead to menstrual irregularity or amenorrhea. I also measure the concentration of TSH, which rises in primary hypothyroidism even before the thyroxine level falls. It is necessary to order both TSH and thyroid function tests, in order to detect secondary hypothyroidism (i.e., hypothyroidism due to pituitary insufficiency). Since TSH is normally suppressed, thyroid function tests are necessary in order to determinate whether an individual is normal or hypothyroid. I also measure the concentration of both FSH and LH, in order to detect premature ovarian failure. At one time, I measured FSH and LH only in hypoestrogenic women. However, FSH will rise as a woman approaches menopause, even before her estrogen level falls. Thus, it is necessary to measure FSH and LH even in euestrogenic women to detect impending ovarian failure. The next step is the progesterone challenge test for determination of the woman's estrogen status. If she is producing enough estrogen to stimulate her endometrium, she will have withdrawal bleeding following the administration of progesterone. Examination of her cervical mucus will also suggest whether estrogen is being produced. Any woman who is producing estrogenic cervical mucus is expected to have withdrawal bleeding following progesterone administration. If the prolactin level is high, the woman needs a radiographic evaluation of her pituitary gland, for which we now use a high-resolution CT scan, searching for a microadenoma. If the FSH level is elevated, the woman requires a karyotype, in order to find out whether she has a chromosomal abnormality causing her premature ovarian failure; such a women could have a Y chromosome in the gonad, and would, of course, require a gonadectomy to avoid a potential malignancy. If the couple desires a pregnancy, both partners require an infertility evaluation.

The following are treatment protocols for women with oligomenorrhea or amenorrhea:

1. If prolactin, TSH, and thyroid function tests are normal and progesterone induces withdrawal bleeding: medroxyprogesterone acetate; 5-10 mg daily for 10 days each month
2. If prolactin, TSH, and thyroid function tests are normal and progesterone induces no withdrawal bleeding: conjugated estrogens; 0.625 mg daily for days 1-25 of each calendar month and medroxyprogesterone acetate; 5-10 mg daily on days 16-25 of each calendar month
3. If prolactin is high: observation, medical therapy, or surgical therapy
4. If TSH is high and/or thyroid hormone is low: thyroid replacement
5. If pregnancy is desired and partner's semen is normal: clomiphene citrate
6. If contraception is desired: oral contraceptives

If prolactin, TSH, and thyroid function tests are normal, oligoamenorrheic women, who are producing estrogen but who are not ovulating, need progesterone in therapy to prevent endometrial hyperplasia and adenocarcinoma. Such women should be treated for 10 consecutive days of each calendar month. Women who are deficient in both estrogen and progesterone require replacement therapy to prevent osteoporosis and atrophic vaginitis. If prolactin levels are elevated, the woman may be treated with observation, medical therapy, or surgical therapy. Hypothyroid women should be treated with thyroid replacement. Infertile women whose partners have normal semen analyses should be treated with ovulation induction, using clomiphene citrate. Those who are not interested in pregnancy now may be treated with oral contraceptives, which, as well as being contraceptively efficient, provide endometrial, skeletal, and urogenital protection. There is no reason for the patient to stop exercising while being evaluated, and there are many reasons for her to continue running (cardiovascular, musculoskeletal, ponderary, psychological).

Fertility

Strenuous exercising does not impair future fertility. However, the prevalence of oligo-amenorrhea among athletes would increase the average likelihood of present infertility if all of these women were desirous of pregnancy now. Surveys of athletic women have revealed no greater incidence of infertility than exists for the general population (SHANGOLD a. LEVINE 1982). This may be true, in part, because many athletes do not desire pregnancy now. The infertility experienced by athletes who have irregular menses or amenorrhea appears to be transient and reversible, resolving with medication, with reduced exercise, or spontaneously (PRIOR et al. 1982).

Puberty

Athletic girls tend to experience menarche at a later age than average (MALINA et al. 1973). Any girl who has not begun to menstruate by the age of 16 should be examined and evaluated by a gynecologist or reproductive endocrinologist. Any girl who has not experienced thelarche or adrenarche by the age of 14 should be examined and evaluated also. No girl should avoid exercise for fear of delaying puberty. If the problem arises, it should be dealt with at that time. There are no medical hazards from a delayed puberty, but psychological harm may result in an adolescent whose secondary sexual development lags behind that of her peers. The explanation for the observed delay of puberty in athletes remains to be shown.

References

Malina RM, Harper AB, Avent HH, Campbell DE (1973) Age at menarche in athletes and non-athletes. Med Sci Sports Exerc 5:11

Prior JC, Ho Yuen B, Clement P, Bowie L, Thomas J (1982) Reversible luteal phase changes and infertility associated with marathon training. Lancet II:269

Shangold MM, Levine HS (1982) The effect of marathon training upon menstrual function. Am J Obstet Gynecol 143:862

Shangold M, Freeman R, Thysen B, Gatz M (1979) The relationship between long-distance running, plasma progesterone, and luteal phase length. Fertil Steril 31:130

Shangold MM, Gatz ML, Thysen B (1981) Acute effects of exercise on plasma concentrations of prolactin and testosterone in recreational women runners. Fertil Steril 35:699

Foods and Nutrition in Sports

G. MIRKIN

Introduction

This discussion will describe how the body processes food as it relates to exercise, and what the exerciser can do to get maximum benefit from the food that is eaten.

There are forty-three nutrients that the body requires. No specific nutrient will improve athletic performance, but lack of a single nutrient will severely hinder it.

Nutrients

Since the body does not absorb whole foods, all foods must be broken down into their components. First foods are broken down into carbohydrates, fats, proteins, vitamins, minerals, and water. Then carbohydrates are broken down into single sugars. Protein is broken down into single amino acids and amino acids in chains, and fat is broken down into monoglycerides, glycerol, and fatty acids.

Foods contain basic nutrients that are the same as those which make up normal body structure. Glucose found in fruits is the same as the glucose in the bloodstream, and the amino acid lysine found in meats is the same as the lysine found in the red blood cells.

Carbohydrates

Carbohydrates are single sugars and those in combinations. They can exist as a single sugar molecule, or as two or more sugar molecules bound together. The single sugars are called monosaccharides. Two sugar molecules bound together are called disaccharides. Polysaccharides are found in foods as chains of hundreds, thousands, or even millions of sugar molecules joined together. Disaccharides and polysaccharides must be broken down into monosaccharides before the body can use them. There are many single sugars in foods. But only four, glucose, fructose, galactose, and mannose, can pass from the upper intestine into the bloodstream. All other monosaccharides as well as all disaccharides and all polysaccharides must be broken down chemically in the upper intestine into one of the four acceptable monosaccharides before being absorbed into the bloodstream. Once they leave the intestines, the four acceptable sugars are taken up by the liver via the portal circulation.

Glucose may pass unchanged through the liver to circulate through the bloodstream, but fructose, galactose, and mannose are picked up by the liver and converted to glucose before reentering the bloodstream.

Therefore, all ingested carbohydrates, from corn to candy bars, end up as glucose before going into the general circulation for use by the body.

Why Carbohydrates Are Needed

Carbohydrates are a basic fuel for movement. They are one of the main sources of energy for skeletal muscles during exercise. Muscles will metabolize either sugar or lipid during exercise. Sugar comes from ingested carbohydrates, while lipid comes either from ingested fats or from stored body fat which is mobilized for energy. However, the body can convert sugar to fat for fat storage.

The main advantage of lipid as a fuel is that the body can store vast reserves of it, while the main advantage of sugar as a fuel is that it is more efficient. Lipid metabolism is always aerobic, while sugar metabolism can be either aerobic or anaerobic.

During heavy exercise when oxygen cannot be delivered to the working muscles adequately, muscles utilize sugar almost exclusively. At rest when oxygen delivery is adequate, muscles utilize mostly lipid (SALTIN et al. 1976). Between extremes, the balance between lipid and sugar varies, depending on the integrity of exercise and level of fitness.

Glycogen

Glucose is stored in the muscles for use as fuel in the form of glycogen. Exercise endurance of muscles depends on how much glycogen is stored prior to exercise (CHRISTENSEN a. HANSEN 1939; KNOCHEL a. SCHLEIN 1972). The more sugar stored in muscles, the longer they can exercise.

Patients on a low carbohydrate diet, which limits intake of fruits, sugared foods, and grains, will not be able to sustain long, hard exercise (KARLSSON a. SALTIN 1971). The muscles will have so little glycogen to fuel them that even minimal activity could produce fatigue.

Common Problems in Endurance Athletes

When dealing with problems in long-distance runners, several symptoms and questions arise frequently.

Hitting the Wall: When an exercising muscle exhausts its supply of stored glycogen, individual muscle function is impaired. Use and coordination is reduced significantly, and often painful cramps occur.

Depletion: Marathon runners may develop symptoms of muscle glycogen depletion (the "wall") anywhere from the 15th to 26th mile of a marathon. To improve glycogen stores in muscles, it is necessary to exercise them almost to the point of glycogen depletion about once a week. Following a long run, for example, muscles will take up increased amounts of sugar. Runners training for marathons use this depletion-restoration process to increase muscle glycogen stores prior to long runs. Marathon runners will run more than 15 miles once a week, bicycle racers will ride for 4 - 6 h, and the cross-country skier may spend 10 - 12 h on a continuous skiing program.

Because of the increased popularity of marathons, many people participate in these long (26.22 miles) races before they have achieved enough training to improve muscle glycogen stores. That is why at the finish of many marathons, there are large numbers of runners staggering, limping, and groaning with pain. These people are consuming their own muscles as fuel at the end of the race.

Carbohydrate Packing

To adapt skeletal muscles to store more glycogen, a procedure called carbohydrate packing is useful (ASTRAND 1968). 4 days before a long-distance race, the runner exercises intensely long enough to deplete muscle glycogen. To accomplish this, many marathoners run 4 - 6 miles rapidly. Then for the next 3 days they eat regular meals plus extra highcarbohydrate foods, such as bread, spaghetti, macaroni, potatoes, pancakes, and fruits. The major reason for increased sugar storage is the combination of initial muscle depletion, increased carbohydrate ingestion, and the period of reduced exercise prior to the race.

Most top runners do not gain added benefit from carbohydrate packing. They do so much exercise each day that they are depleting their muscles regularly, and they eat so much food high in carbohydrates each night that they are packing each evening.

There are some limitations to carbohydrate packing. Carbohydrate packing will be a benefit only if the anticipated event involves strenuous continuous exercise lasting longer than 30 min. Carbohydrate packing will reduce performance speed in events that require great speed over short distances. Each gram of stored glycogen requires three additional grams of water so that the muscles will be much heavier than usual.

Maximum muscle capacity for glycogen is achieved in 3 days. Carbohydrate loading beyond that time will cause ingested sugars to be converted to fat.

Eating and Drinking - Before, During, and After Exercise

The Last Supper

Before a marathon, many runners eat food rich in carbohydrates such as spaghetti, fruit, pancakes, or bread. They do this to help fill their muscles with sugar. It takes at least 10 h for the muscles to fill up with sugar, so the precompetition meal which is usually eaten 3 h before a contest, does not allow enough time for the muscles to fill up with glycogen (PIEHL 1974).

Bonking

Bonking is an expression used by long-distance bicycle racers to describe a hypoglycemic state which occurs when the liver glycogen stores are depleted. It is common in long-distance bicycle racers who do not eat during a race.

Muscles, brain, and other tissues are constantly consuming glucose from the blood for energy. There is only enough glucose stored in the blood to last about 3 min. To keep blood sugar levels from dropping, the liver releases glucose slowly and constantly into the circulation. At rest, there is enough glucose stored in the liver to last 12 h (HULTMAN a. NILSON 1971). During exercise muscles draw sugar from the blood even faster so that the liver must release sugar more rapidly into the bloodstream. Under conditions of prolonged exercise, the liver can exhaust its stored sugar supply in much less than 12 h. During vigorous exercise for an extended period of time, the liver can be depleted of its stored glucose, the blood sugar level will drop, and cerebral dysfunction (bonking) will occur. Headache, tachycardia, sweating, dizziness, confusion, and motor paralysis may occur. Since the brain obtains 98 % of its energy from glucose in the bloodstream, low blood sugar level can cause an athlete to pass out.

Eating Before Athletic Events

Usually about 12 h elapse from the time of the evening meal until waking the next morning. This situation results in relatively low liver stores of glucose in the morning. Beginning exercise without eating breakfast is more likely to result in low sugar and early fatigue than if a meal is ingested prior to exercising.

Sugar Ingestion Prior to Exercise

Sugar intake within 3 h of exercising can result in fatigue (FOSTER et al. 1979). Ingestion of a large amount of sugar will raise blood sugar levels, and induce insulin release, as well as the subsequent reduction of blood glucose. If exercise is done during this high insulin period, early fatigue may result.

The combination of high blood insulin levels and the rapid glucose utilization by exercising muscles can cause blood sugar levels to fall and cause early fatigue even though adequate calories have been stored in the body.

Sugar Ingestion During Exercise

Individuals participating in events lasting less than 2 h, probably do not need extra calories during exercise. On the other hand, for prolonged continuous exercise lasting more than 2 h, it is a good idea to take in extra food during exercise (AHLBORG a. FELIG 1977). The extra calories will help preserve muscle and liver sugar stores and prevent fatigue.

Eating During Competing

Almost any food can be used for energy production. The body can utilize the sugars in carbohydrates directly, it can use fat directly, and it can convert protein to sugar and use it for energy. Bicycle racers often eat chicken, marmalade, peanut butter sandwiches, and bananas during a race. Any of these foods is a good source on long hikes or bicycle tours.

Although protein can be broken down into organic acids and ammonia, both of which must be eliminated by the kidneys, there should be little concern about these compounds as long as urine output is maintained during exercise and fluid intake is adequate.

Fluid Intake During Exercise

For continuous exercise lasting 2 h or less, it is not advantageous to eat during the exercise, but adequate fluid intake must be maintained. The best drink during exercise is water, since sweat is hypotonic and blood sodium and potassium levels usually rise; calcium is unchanged and magnesium may drop slightly.

Drinks with minerals are absorbed slightly more quickly than pure water, but the difference is not significant (HUNT a. PATHAK 1960). After taking a cup of water, runners often pour part of their drinking water over their head during a race. Pouring a cup of glucose-laden fluid over one's head would result in an unpleasant sticky sensation for the remainder of the race. In competitive events that last less than 2 h, one should not drink fluids that contain more than 2 1/2 % sugar (COSTILL a. SALTIN 1974). At percentages greater than this, absorption of fluid from the gastrointestinal tract is markedly delayed. (Orange juice, most other fruit juices, and most soft drinks contain about 10 % sugar. Manufacturers commonly add sugar to enhance sweetness. Many of these drinks would have less pleasant taste with sugar levels much below 10 %.)

Cold drinks are less likely to cause cramps than are warm ones. The rate of absorption of fluids depends on how quickly they leave the stomach. Since cold drinks leave the stomach more quickly than warm ones, cold drinks are more desirable during exercise (FORDTRAR a. SALTIN 1967).

During warm-weather exercise lasting more than 30 min, water should be taken before a thirst sensation occurs. Since sweat contains far more water than salt, the concentration of salt in the blood will rise. Osmoreceptors in the brain will not signal a thirst sensation until blood salt concentration rises considerably. By that time one to two liters of water may have been lost, and it will be impossible to catch up on this loss during exercise (COSTILL et al. 1970). Thus, before starting exercise on a warm day, a cup of cold water should be taken, and repeated every 15 min during exercise.

Does Fructose Improve Endurance?

Fructose is taken up by the liver and converted to glucose before it is released into the bloodstream. Thus, fructose will cause an insulin response even though it might be delayed and not as high. Fructose does not increase endurance and it costs 15 times as much as glucose. Thus, there is no advantage to fructose ingestion, and cost would indicate that glucose is a better choice.

Honey Versus Sugar

Honey and fruit contain glucose and fructose, respectively. Granulated table sugar contains sucrose (glucose and fructose linked in a disaccharide). When table sugar reaches the intestine, it is converted to glucose and fructose, thus, there is no difference between table sugar, fruit sugar, and honey. Although it is true that honey contains more calcium and iron than sugar, it would be necessary to ingest three cups of honey to meet your daily needs for calcium and iron. However, three cups of honey contain 2500 calories so that a significant excess of calories will occur if honey is used to supply these minerals.

Fruit Sugar Versus Table Sugar

Granulated table sugar and fruit sugar provide the same carbohydrates: however, fruits contain vitamins and minerals, and the sugar in fruits is released more slowly. Thus, the rise in blood sugar is slightly delayed when ingesting sugar from fruits.

Eating After Competing

The fatigue that follows all-out exercise is associated with a depletion of muscle glycogen.

The sooner the muscles can replenish their stored glycogen supply, the quicker the muscles will recover for further exercise. The average athlete takes in about 250 g carbohydrates a day, which is too little for rapid muscle glycogen compensation. If the athlete eats extra carbohydrates so that he takes in about 600 g carbohydrates, he will fill his muscles with glycogen and recover sooner.

Protein

Protein is the basic structural material for all plants and animals. Protein is made up of amino acids, all of which contain the element nitrogen, while carbohydrates and fat do not. The liver can remove nitrogen from amino acids and convert what is left to fat or sugar. Since protein can be changed into energy-producing substances, it can be used for energy, but only indirectly. Protein is never a source of immediate energy, as fat and carbohydrates are, because it requires extra processing.

Protein Utilization

The body uses the building blocks of each nutrient group to supply its needs. In carbohydrates, the building blocks are sugars. In protein, they are amino acids. Just as carbohydrates must be broken down into single sugars, protein must be broken down into single or chains of amino acids before the body can absorb and use it. Protein breakdown takes place in the stomach and upper intestines, and the single amino acids go to the liver. The liver can recombine them to make new proteins essential for normal function.

It can route the amino acids into the bloodstream to be picked up by other parts of the body to be used as needed, or it can eliminate or convert excess amino acids. The body has no way of storing amino acids, so any surplus must be eliminated or converted to fat or sugar. If excess protein is taken in, the liver breaks down the surplus amino acids into two basic components, nitrogen and organic acids. The nitrogen becomes ammonia to be eliminated in the urine. The organic acids may also leave the body via the kidneys; however, if a large protein excess occurs, the liver and kidneys will not eliminate all of the organic acids. In this case, the liver can convert them to sugar or fat to be used for energy or stored. Thus, the converted organic acids can ultimately become body fat, just as excess carbohydrates and dietary fat can.

Protein Requirements During Exercise Training

Since so much of the body is made up of protein, its compounds are needed for normal tissue and organ function. Since protein is not a major source of energy for muscles during exercise, it takes almost as much protein to sit in a chair as it does to run a marathon. Protein requirements do not rise significantly with exercise (CONSOLAZIO et al.1975; FAO/WHO 1973; WILSON 1932).

Will Protein Supplements Improve Strength?

Taking extra protein will not increase muscular strength. Indeed, excess protein intake can result in muscle weakness. Only small amounts of extra protein are needed to increase muscle mass. The most important stimulus to muscle growth is exercise against resistance, such as heavy-weight lifting or pushing on special strength machines. The stimulus to muscle growth under chronic load is so strong that a muscle will enlarge with strength training even if the athlete is fasting and losing weight and all his other muscles are getting smaller (GOLDBERG et al. 1975).

Even on an intensive strength training program which results in a gain of one pound of muscle per week, protein needs are not increased significantly. One pound of muscle is 72 % water and contains only about 100 g protein; 100 g protein divided by 7 days in a week equals 15 g per day, the amount of protein found in a cupful of corn and beans. Taking extra protein can be harmful during exercise in hot weather. Since the body cannot store extra protein, excess protein is converted to ammonia and organic acids which are excreted in the urine. These organic compounds act as diuretics and can cause dehydration and increase an athlete's chances of severe heat stroke (SERFASS 1977). Taking extra protein can also cause loss of appetite and diarrhea.

Fat

Fats are made up of fatty acids and glycerol. They are the principal fuel for muscles at all times except during heavy exercise which requires anaerobic metabolism. Dietary fat, however, is not necessary for the energy supply to muscle. Protein and sugar can both be converted to fat by the liver.

There is one fatty acid, linoleic acid, which is essential, i.e., it cannot be made by the body. This fatty acid is used to form cell membranes, hormones, and other things. The fat soluble vitamins A, D, E, and K require fats in the gastrointestinal tract for proper absorption. The American population obtains almost 50 % of their calories from fat. The amount appears excessive compared with other populations. High fat ingestion is associated with increased chances of getting certain types of cancer, such as that of the colon, lung, breast, and uterus; and it may also increase the incidence of coronary artery disease. To reduce fat intake, individuals should limit red meat intake to not more than three times a week, avoid all skin and organ meats, drink skim milk, and not fry anything. People who have high blood fat levels should also eat fewer nuts and seeds.

Fat Intake Prior to Competitive Events

The type of food eaten before participating in a competitive event is not critical as long as the stomach is empty at the time exercise begins. Fats delay stomach emptying, but as long as the stomach is empty at the start of exercise, they pose no problem. The purpose of the pregame meal is to supply liver stores of sugar and not muscle stores. It is not important to ingest an excess of carbohydrates.

Vitamins

Most vitamins are chemical compounds that combine with other chemicals to form enzymes. Extra vitamins are not needed when exercising. As components of catalytic enzymes, vitamins help process other nutrients, and they facilitate a wide range of other vital chemical reactions. For example, three B vitamins must be present for the breakdown of sugar for energy. Without them, sugars would not be metabolized properly and the brain, which obtains more than 98 % of its energy from sugar, would be in danger of starvation. Vitamins are present in most foods. They pass directly from the gastrointestinal tract into the bloodstream after they have been dissolved, either in water or in fat.

Vitamin Needs

A catalyst provides the environment necessary for a certain chemical reaction to occur. But, though it must be present, the catalyst does not cause the reaction. Since it is not a direct participant, hardly any of the catalyst gets used up in the reaction. Therefore, most of the catalyst's components, including vitamins, are available for recycling. For this reason, most people do not need vitamin supplements. Vitamins last for awhile in the body, and those that are depleted are easy to replace. The National Academy of Sciences has established a recommended daily allowance (RDA) for each vitamin (NATIONAL RESEARCH COUNCIL 1980). The RDAs for most vitamins are readily available in the standard American diet, and vitamins taken above these levels are wasted. Having more vitamins than necessary will not make body chemical reactions take place any better or any faster. The excess vitamins will create another disposal chore. For example, following ingestion of a large dose of vitamin C, more than 80 % is excreted in the urine and stool shortly after ingestion.

Do Athletes Need More Vitamins?

With only three exceptions - thiamin, niacin, and riboflavin - requirements for vitamins do not increase with exercise. These three vitamins are consumed in the breakdown of carbohydrates to form energy and, during exercise, muscles utilize carbohydrates (SHILS 1973). These three vitamins are found in most places where carbohydrates are found, e.g., in grains and cereals. Unless, therefore, an athlete is living mostly on refined sugar, which contains no vitamins, he or she need not worry about getting enough of them.

Breads made from white flour, in which these three vitamins have been removed are supplemented with them. It is illegal to ship bread that does not contain the three B vitamins in interstate commerce. Virtually all breads have them added back in.

Vitamin Excess

For individuals who feel a vitamin supplement is helpful and who want to assure adequate intake, a daily multivitamin tablet will suffice. The dosages in such pills are not high enough to cause any vitamin toxicity. At worst, the vitamins will be unused and excreted in the urine. However, beware of exceeding the RDAs appreciably. Too many vitamins can be dangerous or even fatal (HERBERT 1980). Chronic vitamin A overdose can result in skin cracking, hair loss, joint and bone pain, and severe headaches. Overdose of vitamin D can cause extreme muscle weakness and stiffness, calcium deposition in muscles and kidneys, high blood pressure, anemia, and death from kidney failure. Overdose of vitamin E can cause headaches, blurred vision, diarrhea, muscle weakness and extreme fatigue. With excess vitamin C, patients can develop diarrhea, kidney stones, and a chemical dependence so that when vitamin C is stopped, symptoms of vitamin C deficiency develop even though current intake would normally have satisfied requirements for that vitamin. Large doses of niacin can cause jaundice, liver disease, stomach ulcers, and joint pain.

The reason for these adverse effects from vitamins stems from their specific functions in the body. In some cases, large overdoses can exaggerate these functions and produce abnormal effects. For example, vitamin D aids in absorbtion and storage of calcium. With excess vitamin D intake, patients absorb and retain so much calcium that the calcium is deposited in the kidneys forming stones, while in soft tissue it causes calcification of muscles, ligaments, and tendons.

Niacin functions as an aid in conversion of sugar to energy and helps the liver process sugar. Excess niacin will cause high blood levels of sugar and liver damage. Vitamins in high doses can also produce unwanted effects due to other, nonprimary actions of the vitamin.

Vitamin C and Protection from Colds

There are at least eight well-controlled studies on vitamin C and the common cold. Seven of them show no benefit what so ever (BAIRD et al. 1979; BERRY a. DARK 1968; CHALMERS 1975; COULEHAN 1979; DYKES a. MEIER 1975; KARLOWSKI et al. 1975; PITT a. COSTRINI 1979). One of them, done by Terry ANDERSON, did show a slight protective effect on Canadian Armed Forces on maneuvers in the Arctic; but the study repeated 2 years later did not demonstrate any protective effect of vitamin C.

The Vitamin that Is Not

There is no evidence that vitamin B_{15} improves athletic performance (GIRANDOLA et al. 1980). Nobody even knows what vitamin B_{15} really is (CHECK 1980). The Food and Drug Administration has tested several different brands, and they each appear to contain different things. At the present time, some manufacturers of this compound disagree among themselves, each claiming that only they have the real thing. The people who introduced B_{15} into this country claimed that it is a methylating agent and sent some of it to William DARBY, then chairman of the Department of Chemistry at Vanderbilt University. He found no such activity. Doctor DARBY sent some of the so-called vitamin B_{15} to Victor HERBERT, professor of medicine at State University of New York, Downstate Medical Center. He found it to be the simple sugar, lactose, that is found in milk. It was introduced as a vitamin, but a vitamin is a compound needed in the diet, which, if missing, causes a deficiency syndrome. Neither need nor deficiency has ever been demonstrated for B_{15}. It is absurd to call it a vitamin. The Food and Drug Administration has obtained legal permission to remove vitamin B_{15} from the market. (But it is difficult to keep this drug off the market. Since nobody knows what vitamin B_{15} is, when the government gets a court order to take it off the market, the producer can refill the bottle with another chemical compound. This brings to mind the Greek god, Proteus, who when captured in his human form, would change into something else, such as a snake or a cloud, and escape. To make matters even worse, one recent study showed that the material in one of the preparations may cause cancer.)

Minerals

With the exception of iron for some women, there is no need to take mineral supplements.

Iron

Most men get all the iron they need from the food they eat. And women would too, if they ate better and if they did not menstruate. The extra blood lost through menstruation causes one out of every four women in the USA to be iron deficient. The iron in meat, fish, and poultry is absorbed quite well, but the iron from grains is absorbed poorly. Therefore, women who eat very little meat, fish, and poultry are most likely to benefit from taking iron supplements.

With exercise, the muscles require large amounts of oxygen, which is carried bound to the iron containing pigment hemoglobin.

With inadequate hemoglobin, oxygen transport by the blood is impaired and early fatique will occur. Iron deficiency can also impair performance in the absence of frank anemia (NILSON et al. 1981). Iron is stored in red blood cells and other plasma proteins as well as in tissues such as muscle, bone marrow, and liver. Reduced blood hemoglobin does not occur until the body has run out of almost all of its reserve iron. Thus, one can be iron deficient and still have a normal red blood cell count.

With inadequate tissue stores of iron, tiredness may occur more quickly. Testing for adequate tissue reserves of iron requires bone marrow examination, and since this test is expensive and painful it should only be used in refractory cases where iron deficiency is suspected as a cause of established anemia.

Potassium

Low levels of potassium can cause tiredness, muscle weakness, cardiac arrhythmias, heat stroke, and even sudden death (HUBBARD et al. 1981). Most healthy exercisers do not need potassium supplements. Their diets contain all the minerals they need, and excess potassium can also cause cardiac rhythm and conductance disturbances by interfering with the conduction system. Potassium is present in the highest concentration inside cells. It is necessary for normal muscle contraction and the normal heartbeat. In contrast, sodium is present primarily in the extracellular fluids.

Muscle contraction is instituted by an action potential which is activated when sodium moves into the muscle cell. This sodium passage is immediately followed by a flux of potassium from the cells. When potassium stores are low, the blood level is proportionately lower than concentration in muscle cells, the electrical potential across the cell membrane is greater and muscles do not function properly. Potassium deficiency results in chronic fatigue and weakness. Since the heart is a muscle, the cardiac electrical impulses are altered by low potassium and cardiac arrhythmias may develop. In extreme cases of hypokalemia, severe cardiac arrhythmia and death may occur. Potassium also prevents the body from overheating. Muscles generate large amounts of heat from the sugar and fat metabolized during exercise. More than 70 % of the food that is burned is lost in heat.

As muscles begin to overheat, they release potassium into the bloodstream, causing vasodilation and increased blood flow through the muscle (HAZEYAMA a. SPARKS 1979; KNOCHEL a. SCHLEIN 1972). The increased flow of blood carries large amounts of heat from the muscle to the skin, where it can be dissipated. When total body potassium is low and exercise is attempted, muscles do not regulate temperature as well, body temperature can rise and heat stroke can occur.

A potassium-rich diet provides some protection from high blood pressure. Several studies have shown that people who eat a diet rich in potassium and low on sodium are least likely to develop high blood pressure. A diet that is rich in fresh fruits, vegetables, and whole grain and low in prepared foods and meat, best fits this description. Healthy people rarely develop potassium deficiency. Almost all foods are rich in potassium. Since potassium is found inside cells, any food that contains cells also contains potassium. Whole grains, fruits, and vegetables are particularly good sources of potassium. Refined sugar, because the cells are removed, contains none of it. Ball State University physiologist, David COSTILL, learned a few years ago how difficult it is to create a low potassium diet (COSTILL 1978). He wanted to find out what would happen to runners on restricted potassium intake. The only way that he could create a potassium-deficient diet and still have it contain enough calories to keep the runners running, was to feed them hard candy throughout the day. The runners' kidneys and sweat glands were able to conserve potassium and they did not suffer from potassium deficiency. But the diet made them so miserable that they did not want to stay on it for very long.

By far, most potassium deficiency is induced by drugs such as diuretics or corticosteroids, or foods such as licorice that act as diuretics and cause significant potassium loss in the urine. Prolonged vomiting and diarrhea can also cause the loss of large amounts of potassium. With diarrhea, potassium is lost in the stool, and with vomiting, a metabolic alkalosis will enhance potassium loss in the urine.

Bulimarexia: Any athlete who suffers from fatigue and has low blood potassium levels and denies vomiting, diarrhea, and the taking of drugs has bulimarexia until proven otherwise. Women athletes induce vomiting to control their weight. If an athlete is found to have a low serum potassium level and there is no obvious cause, a 24-h urine collection should be done to measure potassium. Significantly increased amounts of potassium in the urine will usually mean that the athlete is eating and then making herself vomit. The author has recently seen two world-class female distance runners who had suffered from decreased performance and who denied that they were vomiting. When confronted with elevated urinary potassium levels, both admitted that they were vomiting.

Salt

Most people do not need to consume extra salt when they exercise. The American diet contains so much extra salt that adding more is not necessary. Excess salt intake can be harmful. One out of every five people who ingest excess salt over a long priod will develop high blood pressure. Without exercise, salt needs are about 200 mg per day; with exercise, 3000 mg of salt may be needed. Americans take in between 6000 and 18000 mg of salt per day, more than twice as much as they need even for hard exercise. Since salt enhances the taste of food, people add it to their foods. In addition, manufacturers add salt to almost all prepared foods to help keep them fresh. For example, canned peas contain 300 times as much salt as fresh peas. Even frozen vegetables may contain excess salt although they are preserved by freezing, not by salting. Frozen peas contain 100 times as much salt as the fresh variety. In fact, one TV dinner contains all the salt you need for several days.

There is so much extra salt in prepared food that even restricting oneself by not salting food, not cooking with salt, and not eating anything that tastes salty, would still result in a total intake of 3000 mg of salt per day. Some people can develop salt deficiency. They will develop tiredness and weakness and may develop painful muscle cramps. These individuals should have blood sodium levels drawn to check to see if they are salt deficient.

Trace Minerals

There are 14 trace minerals that the body requires in small amounts. Diseases due to lack of trace minerals are virtually unheard of in the United States. The only trace element deficiencies that are reported with any frequency throughout the world are those due to lack of iodine, selenium, cobalt, zinc, and fluorine. Protection from iodine deficiency is afforded by iodized salt, and from fluorine deficiency by fluorinated drinking water. Plants absorb minerals and incorporate them into their cells. Eating plants or animals that have eaten the plants provides the necessary mineral intake. With the exception of the above five minerals, plants require the same minerals to grow as humans. Thus, by eating vegetable foods all of the required minerals should be obtained with the possible exception of these five trace elements.

However, ingestion of plants that are grown on soil that does not contain the five minerals mentioned above, may result in a deficiency in one or more of them. This situation is highly unlikely since the transportation and food delivery system is so efficient that foods come from a variety of locations and it is impossible for soil all over the world to be deficient in these minerals: e.g., oranges from Florida, potatoes from Idaho, pecans from Texas, and apples from Washington.

The Four Food Groups

From the foregoing discussion, it should be clear that food supplements are not necessary. Rather, a well-balanced diet which supplies all essential nutrients should be established by varying foods as much as possible. The easiest system used to insure adequate nutrition is the Four Food Plan developed by the U.S. Department of Agriculture in 1956.

Taking into account that almost all foods have a combination of nutrients, the plan, nevertheless, groups foods according to their predominate nutritional values. Each group supplies similar nutrients. Thus, diet can be varied by substituting among foods within each group. All the necessary nutrients will be provided in this way.

The four food groups are:

1. Fruits and vegetables
2. Cereals and grains
3. High protein foods
4. Milk and milk products

At least four servings each of the first two groups and two servings each of the second two are needed each day. Though two foods seldom have the same nutritional values, foods within each group are related closely enough to provide good nutrition almost automatically. All that is necessary is a liberal use of the option to choose widely among the offerings in each group.

Fruits and Vegetables

All fruits and vegetables are excellent sources of carbohydrates needed for muscle metabolism. Dark green vegetables, deep yellow vegetables, and some fruits are good sources of vitamin A. Dark green vegetables are also an excellent source of vitamin B_2, folic acid, iron, and magnesium. Vitamins B_1, B_6, and C, as well as iron, are abundant in citrus fruits and their juices, and in cantaloupes, strawberries, tomatoes, broccoli, and brussel sprouts. Citrus fruits are also a good source of folic acid. Bananas are rich in potassium. Certain greens such as collards, kale, mustard greens, and turnip greens are good sources of calcium. Sixteen or more trace minerals are found in most vegetables and in many fruits. Leafy vegetables, such as spinach, lettuce, cabbage, and celery are rich in fiber and prevent constipation. Nearly all vegetables and fruits are low in fat and none contain cholesterol.

Breads and Cereals

Like vegetables and fruits, grains and cereals are excellent sources of carbohydrates. They also supply almost all of the B vitamins, along with some iron and protein. Whole grain products contain a significant amount of fiber.

High Protein Foods

This group includes meat, fish, poultry, and eggs along with dry beans, dry peas, seeds, and nuts. Meat, fish, poultry, and eggs supply all nine of the essential amino acids. In addition, all foods in the high protein group are rich sources of the B vitamins and of iron. Dry beans and peas, as well as soybeans and nuts, are also good sources of magnesium.

Menstruating athletes should go out of their way to eat extra foods containing iron. These include meats, whole grain and enriched breads and cereals, dry beans and dry peas, and various other vegetables. The iron in these foods is absorbed more completely if eaten together with foods containing vitamin C, such as fruits.

Milk and Dairy Products

This group includes milk and everything made from milk. Milk, cheese, and yogurt are rich sources of protein, calcium, vitamin A, and vitamin B_2. In addition, most milk is fortified with vitamin D.

References

Ahlborg G, Felig P (1977) Substrate utilization during prolonged excercise preceded by the ingestion of glucose. J Physiol (London) 223:188

Astrand PO (1968) Something old and something new. Very New Nutrition Today 3 (2):9-11

Baird IMcL, Hughes RE, Wilson HR et al. (1979) The effect of ascorbic acid and flavinoids on the occurrence of symptoms normally associated with the common cold. Am J Clin Nutr 32:1686-1690

Berry WTC, Dark SJ (1968) Vitamins in health and disease. Practitioner 201:305

Chalmers TC (1975) Effect of ascorbic acid in the common cold: An evaluation of the evidence. Am J Med 58:532

Check WA (1980) Vitamin B_{15} - Whatever it is, it won't help. JAMA 243:2473-2480

Christensen EH, Hansen O (1939) Arbeitsfähigkeit und Ernährung. Scand Arch Physiol 81:160-172

Costill DL, Kammer WF, Fisher A (1970) Fluid ingestion during distance running. Arch Environ Health 21:520-525

Costill DL, Saltin B (1974) Factors limiting gastric emptying during rest and exercise. J Appl Physiol 37:679-683

Costill D (1978) Muscle water and electrolytes during acute and repeated bouts of dehydration. In: Parizkova J, Rogozkin VA (eds) Nutrition, physical fitness, and health. University Park Press, Baltimore pp 106-115

Consolazio CF, Johnson HL, Nelson RQ, Dramise JG, Skala JH (1975) Protein metabolism of intensive physical training in the young adult. Am J Clin Nutr 28:29-35

Coulehan JL (1979) Ascorbic acid and the common cold. Postgrad Med 66:153-160

Dykes MHM, Meier P (1975) Ascorbic acid and the common cold evaluation for its efficacy and toxicity. JAMA 231:1073-1079

FAO/WHO (1973) Energy and Protein Requirements. Report of a joint ad hoc expert committee. Serial number 522:5-118

Fordtrar JS, Saltin B (1967) Gastric emptying and intestinal absorption during prolonged severe exercise. J Appl Physiol 23:331

Foster C, Costill DL, Fink WF (1979) Effects of preexercise feeding on endurance performance. Med Sci Sports Exerc 11 (1):1-5

Girandola RN, Wiswell RA, Bulbulian R (1980) A controlled trial of pangamic acid. Med Sci Sports Exerc 12 (2): 98

Goldberg AL, Etlinger JD, Goldspink PF, Jablecki C (1975) Mechanism of work-induced hypertrophy of skeletal muscle. Med Sci Sports Exercise 7 (3):185-198

Hazeyama Y, Sparks H (1979) Exercise hyperemia in potassium depleted dogs. Am J Physiol 5 (3):480-486

Herbert V (1980) Nutrition cultism. Stickley, Philadelphia, p 77

Hermansen L, Hultman E, Saltin B (1967) Muscle glycogen during prolonged severe exercise. Acta Physiol Scand 71:129

Hubbard RW, Maser M, Bowers WD, Lear I, Angoff G, Matthews T, Sils IV (1981) Effects of a low-potassium diet on rats. Hyperthermia and heatstroke mortality. J Appl Physiol 51 (1): 8-13

Hultman E, Nilson LH (1971) Liver glycogen in man: Effect of different diets and muscular exercise. In: Pernow B, Saltin B (eds) Muscle metabolism during exercise. Plenum Press, New York, pp 143-152

Hunt JH, Pathak JO (1960) The osmotic effects of some sim molecules and ions on gastric emptying. J Physiol (London) 154: 254

Karlowski TR, Chalmers TC, Frenkel LD et al. (1975) Ascorbic acid for the common cold: A prophylactic trial. JAMA 231:1038-1042

Karlsson J, Saltin B (1971) Diet, muscle glycogen and endurance. J Appl Physiol 31 (2):203-206

Knochel JP, Schlein EM (1972) On the mechanism of rhabdomyolosis in potassium depletion. J Clin Invest 51:1750-1758

National Research Council (1980) Recommended dietary allowances. National Academy of Science, Washington D.C.

Nilson K, Schoene RB, Robertson HT, Escourron P, Smith NJ (1981) The effects of iron repletion on exercise-induced lactate production in minimally iron-deficient subjects. Med Sci Sports Exerc 13 (2):92

Nutrition and Athletic Performance (1975) Dairy Council Digest 46, March-April 1975

Piehl K (1974) Time course for refilling of glycogen stores in human muscle fibers following exercise-induced glycogen deplet. Acta Physiol Scand 9D:297-302

Pitt HA, Costrini AM (1979) Vitamin C prophylaxis in marine recruits. JAMA 241:908-911

Saltin B, Nazar K, Costill DL, Stein E, Jansson E, Ess B, Gollnick PD (1976) The nature of the training response. Acta Physiol Scand 96:289-305

Serfass RC (1977) Nutrition for the athlete. Contemp Nutr, vol 2, May 1977

Shils ME (1973) Food and nutrition relating to work and environmental stress. In: Goodhart RS, Shils ME (eds) Modern nutrition in health and disease, 5th edn. Lea & Febiger, Philadelphia, pp 711-729

Wilson HEC (1932) The influence of muscular work on protein metabolosm. J Physiol (London) 75:67-80

Langstreckenläuferinnen: Psyche und Hormone

A.S. WOLF, P. MÜLLER, M. GRÜNERT

Der Frauensport hat im letzten Jahrzehnt weltweit einen beträchtlichen Wandel durchgemacht. Früher zeigten sich Frauen vorwiegend in den femininen Disziplinen, deren bekannteste Sportlerinnen in der Bevölkerung hohe Popularität genossen, insbesondere, wenn sie keß ihre weiblichen Reize einbrachten. So entstammen die Stars von gestern den optisch attraktiven Sportdisziplinen wie dem Eiskunstlaufen, dem Turnen, den Sprint- oder Sprungwettbewerben und dem Skizirkus.

Mit der aus den USA importierten Joggingwelle haben sich nun weltweit, auch in unserem Land, immer mehr Frauen mit immer besseren Resultaten an Ausdauersportarten, an Volkslaufveranstaltungen oder Marathonwettbewerben beteiligt. Erst im Jahre 1979 hatte das American College of Sports Medicine in einer Verlautbarung klargestellt, daß "Leistungssport für eine Frau ohne körperliche Schäden einhergeht", so daß das Olympische Komitee Ausdauerdisziplinen für Frauen in der Leichtathletik, Rudern u.a. in die Spiele aufnahm. Frauen sollen sogar gegenüber Männern Anpassungsvorteile ihrer physiologischen Reaktionen besitzen. Einschränkend stellte der Kommentar jedoch auch klar, daß Ausdauersportarten bei etwa einem Drittel der Frauen Zyklusstörungen und Verzögerung der Pubertät hervorrufen.

Betrachtet man das äußere Erscheinungsbild einer Ausdauersportlerin am Beispiel einer Langstreckenläuferin, so ist dies gekennzeichnet durch arme Gestik und relativ strenge Physiognomie, durch Disziplin, Strenge, Härte, Selbstüberwindung, Verweigerung, Ausdauer, Beständigkeit und Willensstärke. Sie ist meist hochgewachsen, schlank, muskelreich, langbeinig, dünn oder mager und für einen Laien unfraulich. Entsprechend ihrer Ausdauer- und Bewegungsökonomie ganz auf Gleichmäßigkeit eingestellt, kann man ihre Motorik nicht mit einem spritzigen Sportwagen, sondern eher mit einem auf Dauerleistung angelegten Dieselmotor vergleichen. Entsprechend diesen Attributen glaubt man, daß es sich eigentlich um sehr robuste, physisch und psychisch widerstandsfähige Individuen, Menschen mit Gleichmäßigkeit und Gleichförmigkeit, ohne Höhen und Tiefen handelt. Doch meistens steckt hinter der Ausdauermeisterin ein weitaus sensibleres und anfälligeres Individuum, als man primär glaubt. In diesem Zusammenhang wirken auch laienhafte Aussprüche - "dies sind doch gar keine Frauen" oder "Mannweiber" - in Anspielung auf die seltenen Formen von Transsexuellen oder Pseudohermaphroditiden kränkend und unangemessen.

Jede Athletin ist zahlreichen endogenen und exogenen Einflüssen ausgesetzt (Abb. 1):

1. Für den Beginn jedes leistungsmäßig betriebenen Sports sind die physischen Voraussetzungen und die Motivation ausschlaggebend.
   Die Leistungsmotivation in der Pubertät entsteht entweder aus der Familie (Konkurrenz zahlreicher Geschwister), im Verlauf einer psychosexuellen Krise (Adoleszentenkrise, Ursache: Probleme im Elternhaus, erste heterosexuelle Erfahrung, Kränkung durch Freundschaften) oder durch Übertragung durch andere (Freunde, Bekannte, Eltern, Idole).

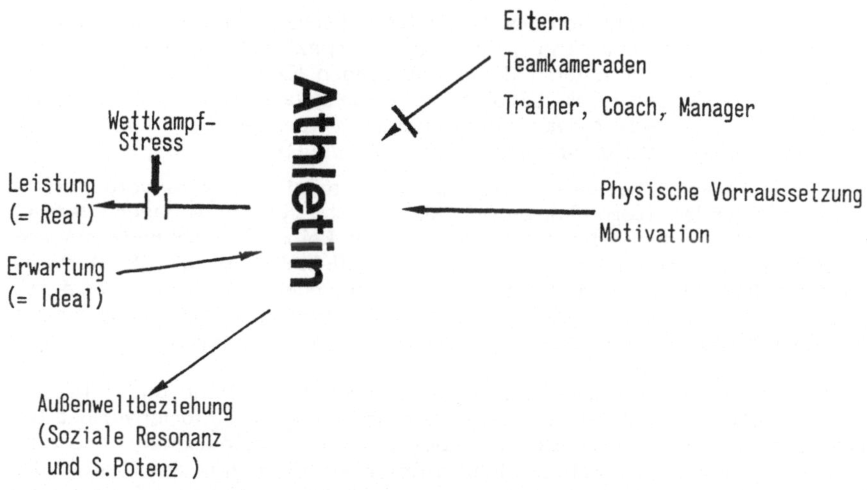

Abb. 1. Endogene und exogene Einflüsse auf eine Athletin

Die Leistungsmotivation der erwachsenen Frau ist dagegen häufiger gegeben durch
- Partnerschaftskrise ("Davonlaufen"),
- erfüllte Familienaufgaben ("housewifeblues"),
- in der Übertragung durch Freunde, Bekannte und Idole.

2. Die weiteren Einflüsse haben teils gegensätzliche Wirkungen. Es stehen
   a) Erwartung (Leistungsideal) gegen Leistung (Real);
   b) aktive Außenbeziehung gegen passive Außenbeziehung (= soziale Potenz: "Wie gehe ich mit meiner Umwelt um?") (= soziale Resonanz: "Wie werde ich gesehen, geliebt, anerkannt etc.?")
   c) eigene Bedürfnisse gegen Übertragung und Einflüsse von Eltern, Trainer, Partner, Teamkameraden, Coach, Presse und öffentlicher Meinung;
   d) Wettkampfstreß.

Diese Einflüsse sind Vektoren gleichzusetzen, welche bei erheblichem Übergewicht Dysbalancen hervorrufen in Form von verschiedenartigen psychischen Reaktionen und Symptomen. Solche psychischen Symptome wurden in einer bezeichnenden Publikation im New England Journal of Medicine 1983 von YATES et al. beschrieben. Unter der Überschrift "Running - an analogue of anorexia?" entdeckten die Autoren bei Interviews mit 60 Dauerläufern und -läuferinnen Ähnlichkeiten mit psychischen Merkmalen der Magersucht, im Hinblick auf den familiären Hintergrund, die soziale Herkunft und Persönlichkeitsmerkmale wie Aggressionshemmung, hohe Selbsterwartung, Verleugnung von Schwäche, Toleranz von Beschwerden und Schmerzen sowie Depression. Obgleich diese verschiedenen Einzelmerkmale durchaus auf Ausdauersportlerinnen zutreffen, ist ein Vergleich mit der Anorexia nervosa zu weitgehend und muß differenziert betrachtet werden.

Gewichtsminderung ist ein häufiges Begleitzeichen bei jedem forcierten Training, denn jede Athletin, Turnerin, Balletteuse, Leichtathletin benötigt für ihre optimale Fitness eine

Minderung des Körperballasts durch Reduktion des Körperfetts. Diese meist bewußt und aktiv betriebene Gewichtsabnahme verleiht der Athletin die für ihre spezifische Sportart notwendige, z.T. "knabenhafte" Figur mit schmalen Hüften und langen Extremitäten als idealen Hebelarmen. Dabei ist die endokrin gesteuerte Lipolyse bei Dauerbelastern ein willkommenes physiologisches Hilfsmittel. Dieser Verlust des Fettgewebes ist - wenn langsam durchgeführt - also eher eine metabolische Folgereaktion als eine Ursache für die Regelstörung.

Gegen die These des Verlusts von Körperfett und der damit möglicherweise verbundenen Minderung der im Fett erfolgenden Steroidkonversion als Ursache für die Amenorrhöen ist verschiedentlich argumentiert worden. Einige Autoren fanden keine Gewichtsunterschiede zwischen eumenorrhoischen und amenorrhoischen Athletinnen (FEICHT et al. 1978). Noch interessanter erscheint die Beobachtung von WARREN (1980) an jungen Ballettänzerinnen, die während des Trainings unter Gewichtsabnahme amenorrhoisch wurden, bei Verletzungspausen jedoch trotz weiterer Gewichtsabnahme mit normalen Regelblutungen reagierten.

Dieser Wunsch nach Gewichtsreduktion wird manchmal zwanghaft verfolgt und führt im Zusammenhang mit dem Wettbewerbsstreß und dem trainingsbedingten Kalorienverlust bei energiezehrenden Übungen zu Gewichtsverlusten, verbunden mit pathologischer Fett- und Nahrungsaversion. Diese Tendenz wird durch dominante Personen, die neu in das Umfeld der jungen Athleten treten, noch verstärkt. Insbesondere die Eltern erheben oft extreme Forderungen im Blick auf den sportlichen Erfolg und küren sich zum selbsterwählten strengen Beobachter und Kritiker, wachen über Training, Ernährung, Diät und Gewichtskontrolle. Aber auch die Teamkameraden, der Trainer, der Coach und die allgegenwärtigen Medien können diese Rolle übernehmen. So ist ein Gewichtssturz von mehr als 1 kg täglich nicht selten, dabei werden oft sogar Hungerschmerzen toleriert. Die Kette der von außen herangetragenen und übertragenen Imperative steht den eigenen Bedürfnissen strikt entgegen. Sie beruhen meiner Meinung nach aber selten auf tieferliegenden Problemen, wie sie bei der Anorexia nervosa gegeben sind, ohne jedoch hier eine klare Trennungslinie ziehen zu können, sondern entstammen meist den kurzfristig von außen herangetragenen Konflikten, insbesondere zu Beginn einer Trainingssaison und wenn größere Bewährungsproben wie Olympiade, Welt- und Europameisterschaften bevorstehen. Dies ist auch von anderen Autoren erkannt (SMITH 1980) oder durch psychometrische Untersuchungen festgestellt worden (SCHWARTZ et al. 1981; GALLE et al. 1983).

Bei eigenen Untersuchungen an 20 adoleszenten und 5 erwachsenen Leistungssportlerinnen wurden allgemeine, persönliche und sportmedizinische Daten mit psychometrischen Befunden und hormonanalytischen Werten ermittelt.

Die wesentlichen Daten der einzelnen Gruppen (15 adoleszente Leistungssportlerinnen im Alter von 14 - 17 Jahren, 5 im Alter von 17 - 19 und 5 Erwachsene im Alter von 35 - 42 Jahren) sind in Tabelle 1 zu finden: Die psychologischen Testmethoden wurden mit dem Gießen-Test und dem Freiburger Persönlichkeitsinventar (FPI) sowie durch ein halbstrukturiertes Interview erarbeitet. Die Hormonanalytik bestand aus der Bestimmung von FSH, LH, Prolaktin und Östradiol sowie den stimulierten Werten von LH 25 min und FSH 40 min nach Injektion von 25 μg LH-RH (Fa. Hoechst).

Bei einigen Adoleszenten, aber auch erwachsenen Sportlerinnen waren auffällige psychische Reaktionen wie Depressionen, verminderte soziale Resonanz (fühlen sich nicht geliebt und geachtet) sowie verminderte soziale Potenz (fühlen sich trotz ihrer Leistung und Kraft nicht durchsetzungsfähig) zu beobachten. Besonders hervorzuheben ist, daß Mädchen und Frauen mit depressiven Zeichen eine hohe innere Spannung aufwiesen, welche sich in erheblichen Diskrepanzen zwischen ihren Idealvorstellungen und ihrer tatsächlichen realen Leistung widerspiegelten.

Zwischen diesen Persönlichkeitsfaktoren und eventuellen endokrinen Störungen fanden sich keine Korrelationen. Schwere, hormonanalytisch faßbare Störungen der hypophysären Leistungsfähigkeit fanden sich insbesondere bei den jüngeren Adoleszenten im Alter von 14 -

17 Jahren (niedere LH-Basalwerte und geringer durch LH-RH stimulierter Anstieg von LH, hohe basale und reaktive FSH-Werte).

Bei den älteren Adoleszenten und Erwachsenen war die LH-RH-stimulierte LH-Reserve in der Regel normal, mit einer Tendenz zur Hyperresponse des LH. Die relativ hohen FSH-Werte und insbesondere der größere FSH-LH-Quotient spricht für einen partiellen Verlust der hypothalamischen LH-RH-Pulse.

Tabelle 1. Anamnestische Daten, Persönlichkeitsfaktoren und Hormonbefunde bei 20 adoleszenten und 5 erwachsenen Leistungssportlerinnen

	Adoleszenten		**Erwachsene**
	I (n = 15)	II (n = 5)	III (n = 5)
Alter [Jahre]	14 - 17	17 - 18	35 - 42
Oligo-/Amenorrhö	14	3	2
Ausdauersport	12	3	5
Training [h/Woche]	8,8±3,5	6,2±2,5	12,4±3,2
Beginn vor/nach der Menarche Jahre	- 3,7±2,8	- 1,3±1,3	+ 13,1±3,5
Persönlichkeitsfaktoren			
Depression	4		3
Soziale Resonanz	3		2
Soziale Potenz	4		3
Diskrepanz Real-Ideal	5		3
Hormonwerte			
FSH [ng/ml] basal	271± 64	263± 55	251±135
stimuliert	501±250	556±176	511±278
LH [ng/ml] basal	35± 21	65± 28	46± 20
stimuliert	94± 30	453±235	248±169
Prolaktin [ng/ml]	10± 3	11± 2	10± 3
Östradiol [pg/ml]	43± 33	97± 31	74± 32

Die Gesprächsinhalte der Interviews zeigten, daß vornehmlich akute Probleme der Außenbeziehungen, seltener tief verwurzelte Probleme bestanden. Dies bedeutet jedoch nicht, daß unter Leistungssportlerinnen nicht auch abortive bis manifeste Formen der Anorexia nervosa möglich sind, wie sie zuletzt im Trainingslager der deutschen Kunstturnerinnen beschrieben wurden.

Aus der Literaturkenntnis und aus der eigenen Erfahrung ergeben sich folgende Empfehlungen und Ratschläge für Ärzte, Trainer und Eltern:

1. Bei auffälligen, depressiven und unruhigen Athletinnen darf nicht nur die körperliche Fitness überprüft werden, sondern es ist auch in bezug auf die psychische Verfassung

Gesprächsbereitschaft zu signalisieren. Fragen in offener Form nach dem "Befinden", nach Umfeld, Ziel, Familie, der Partnerschaft, überhaupt den menschlichen Umgebungsproblemen sind grundlegend. Nur bei schwerwiegenden Problemen wird man den fachlichen Rat eines Psychologen oder Psychotherapeuten benötigen. Bei depressiven Athletinnen hat es sich als nützlich erwiesen, die reale Leistungsfähigkeit und die Idealvorstellung miteinander zu vergleichen. Hat eine Athletin nach einer anstrengenden, trainingsintensiven Saison ihr Ideal, nämlich ihr Leistungsziel, erheblich unterschritten, steht der Trainer vor der Möglichkeit, sie entweder durch intensiveres Training, verbunden mit noch größeren Entsagungen gegenüber den eigenen Bedürfnissen weiter zu quälen oder in Gesprächen das Idealziel den realen Fähigkeiten der Sportlerin anzupassen.

2. Viele Sportlerinnen empfinden den Wettkampfstreß als ausgesprochen hemmend und leistungseinschränkend. Für diese Frauen ist es ratsam, Yoga-Kurse oder autogenes Training in geeigneten Instituten oder Volkshochschulen zu belegen. Durch solche Übungen kann der Grad der psychischen Anspannung erheblich reduziert werden.
3. Im Blick auf die Gewichtsabnahme ist es gelegentlich für Athletinnen notwendig, zu Beginn der Saison einen Gewichtsfahrplan auszuarbeiten. Dabei sollte die Diät durch Gabe von Kalzium, Mineralien und Magnesium sowie ein ausgewogenes Angebot von Eiweiß unterstützt werden. "Crashprogramme", d.h. Gewichtsabbau von mehr als 1 kg pro Woche, sind auf alle Fälle zu vermeiden.

Obwohl bei psychometrischen Untersuchungen konkretes Zahlenmaterial gewonnen wird, sind diese Daten schwerer interpretierbar als beispielsweise Hormonbefunde. Die Frage nach der Relevanz der Daten, nach einem Zusammenhang zwischen psychisch auffälligen Zeichen und endokrinen Meßwerten, läßt sich noch nicht beantworten. So haben wir zwar eine Menge neuer Kenntnisse über Interrelationen zwischen sportlich-physischer Belastung und hormonellen Veränderungen gewonnen, ohne jedoch kausale Zusammenhänge zu kennen. Die wenigen Kenntnisse aber dürften genügen, um verschiedene Phänomene in und um den Sport besser verstehen zu können.

Literatur

American College of Sports Medicine (1979) The participation of the female athlete in long-distance running. Med Sci Sports Exerc 11:IX-XII

Feicht CB, Johnson TS, Martin BJ, Sparkes KE, Wagner jr WW (1978) Secondary amenorrhea in athletes. Lancet II:1145

Galle PC, Freeman EW, Galle MG, Huggins GR, Sondheimer SJ (1983) Physiologic and psychologic profiles in a survey of women runners. Fertil Steril 39:633-639

Schwartz B, Cumming DC, Riordan E, Selye M, Yen SSC, Rebar RW (1981) Exercise-associated amenorrhea: A distinct entity? Am J Obstet Gynecol 141:662-670

Smith NJ (1980) Excessive weight loss and food aversion in athlete simulating anorexia nervosa. Pediatrics 66:139-142

Warren MP (1980) The effects of exercise on pubertal progression and reproductive function in girls. J Clin Endocrinol Metab 51:1150-1157

Yates A, Leehey K, Shisslak C (1983) Running - an analogue of anorexia? N Engl J Med 308:251-255

Diskussion zu Kapitel 7–9

Keller: Lassen Sie mich eine Bemerkung zur Behandlung des Hirsutismus machen. Sie sagten, Sie verwenden Spironolacton oder die Antibabypille. Dies trifft v. a. für die Vereinigten Staaten zu. In Europa haben wir das sehr viel wirksamere Cyproteronacetat, ein Antiandrogen.

Shangold: Cyproteronacetat wird in den Vereinigten Staaten nicht verordnet, aber sie haben in diesem Punkt sicher recht.

Hirsch: Kennen Sie irgendwelche Nebenwirkungen dieser Medikation?

Shangold: Ich erwarte keine aggressiven Nebenwirkungen. Cyproteronacetat ist ein Gestagen und bewirkt eine kompetitive Hemmung von Testosteron. Es beeinflußt das Enzym 5 - Reduktase, das Testosteron in das sehr viel wirksamere Dihydrotestosteron umwandelt. Dies sollte keine problematischen Nebenwirkungen nach sich ziehen.

Wurster: Glauben Sie, Frau Shangold, daß sich der Sport genetische Konstitutionstypen selektioniert, da unter den Sportlerinnen so viele oligo- amenorrhoische Frauen zu finden sind? Sie führten aus, daß kein wesentlicher Unterschied darin bestand, wie intensiv die Frauen Sport getrieben haben, da sie bereits oligo- amenorrhoisch waren, bevor sie mit dem Leistungssport begannen. Besteht hier keine Koinzidenz?

Shangold: Dies ist sicher ein komplexes Thema. Es gibt Frauen, die durch emotionale Faktoren oder durch Sport leichter streßbar sind und darunter haben sicher einige eine Oligo-Amenorrhö. Aber es gibt auch definitive, hormonelle Veränderungen, wie wir heute gesehen haben, die durch den Sport ausgelöst werden. Einige dieser Veränderungen führen zu Langzeiteffekten. Ich meine, beide Wege sind möglich.

Wurster: Meinen Sie, dies ist vergleichbar mit dem psychischen Streß, dem ein langjährig steriles Ehepaar unterliegt? Sind dies gleiche Bedingungen? Wenn ein steriles Ehepaar ein Kind adoptiert und sich damit etwas von der psychischen Belastung befreit, führt dies nicht selten nach einem halben oder einem Jahr zu einer spontanen Schwangerschaft.

Shangold: Darüber ist leider nichts bekannt. Wir kennen viele sterile Ehepaare, die genau untersucht worden sind und schließlich ein Kind adoptieren mit der Folge einer spontanen Schwangerschaft. Wir wissen aber nicht, warum dies passiert. Es mag Zusammenhänge geben.
Wir haben bisher ja das reproduktive System des Mannes nicht besprochen, doch können wir auch vergleichbare Veränderungen bei männlichen Athleten erwarten. Die Symptome sind beim Mann nur sehr viel weniger offenkundig als bei einer Frau, die keine monatliche Blutung bekommt. Vergleichbare Hormonveränderungen müßten zu Veränderungen in der Spermienzahl und der Spermienmobilität führen. Aber ein Mann wird diese Veränderungen nur realisieren, wenn er seine Spermien unter dem Mikroskop beurteilen läßt. Dies geschieht ja nur im Falle einer Sterilitätsabklärung. Wir wissen sehr viel weniger über das reproduktive System des männlichen Athleten als über das der Sportlerin.

Wolf: Haben Sie Erfahrungen mit jungen Frauen im Hochleistungssport, die ihre Menarche und damit ihre Pubertät verspätet bekamen?

Shangold: Sicher bekommen junge Mädchen, die vor ihrer Pubertät intensiv Sport treiben, ihre Menarche später als Nichtsportlerinnen. Dies ist ebenfalls ein komplexes Gebiet. Auf der einen Seite führt Sport zu einer schlanken Figur und dünne Mädchen können eine spätere Pubertät haben. Bis heute wissen wir nicht, welche Faktoren die Pubertät auslösen. Möglicherweise muß erst eine bestimmte Muskelmasse, Körperfett oder Gewicht erreicht werden, um die Pubertät einzuleiten. Auf der anderen Seite produziert der weibliche Körper mit der Pubertät mehr Östrogene. Sie bewirken den Schluß der Epiphysenfugen sowie den Ansatz von Fett. So wird ein Mädchen, das in jüngerem Alter in die Pubertät kommt, kleiner und dicker sein als ihre dünnen und großen Freundinnen, die die Pubertät noch nicht erreicht haben. Als generelle Regel kann gelten, daß kleine, dicke Athletinnen nie so erfolgreich sind wie ihre größeren und schlankeren Konkurrentinnen. Für viele Sportarten ist es nicht von Vorteil, kurz und dick zu sein, und diese Athletinnen werden vielleicht deshalb mit dem Sport aufhören, da sie keinen Erfolg haben. So kann zum einen Sport zur Verzögerung der Pubertät führen, zum anderen mag die verspätete Periode dazu beitragen, daß diese Frauen bessere Athletinnen werden.

Hirsch: Vor einigen Wochen gab es eine Publikation, ich glaube im Journal of Reproductive Medicine, über Frauen, die Sport in der Schwangerschaft getrieben haben. Sie hatten seltener vorzeitige Wehen. Ist dies generell richtig?

Shangold: Ich glaube, dies war die erste Studie, die zu diesem Ergebnis kam. Es gab einige Arbeiten über die Auswirkungen von Sport in der Schwangerschaft. In einer Untersuchung wurde gezeigt, daß die Frauen im Laufe der Schwangerschaft weniger an Gewicht zunahmen und die Kinder ebenfalls ein geringeres Geburtsgewicht hatten. Doch wir wissen nicht, ob dies nachteilig ist.

Hirsch: Was empfehlen Sie schwangeren Frauen im Hinblick auf die sportliche Betätigung?

Shangold: Soweit wir heute wissen, sollten Frauen ihren Sport auf demselben Belastungsniveau wie vor der Schwangerschaft fortsetzen. Die Schwangerschaft ist von sich aus schon eine intensive Belastung. Eine Schwangere nimmt an Gewicht zu. Wenn sie sich dann im gleichen Maße belastet, leistet sie sogar mehr Arbeit. Es wäre sehr wünschenswert, wenn Frauen bereits vor einer Schwangerschaft zu trainieren begännen. Aber sicher ist die Schwangerschaft nicht der richtige Zeitpunkt, ein neues Fitnessprogramm zu starten oder das bisherige Training zu intensivieren. Nach heutiger Kenntnis gibt es keine wesentlichen Nebenwirkungen bei Fortsetzung des Trainings auf dem selben Belastungsniveau, vorausgesetzt, es handelt sich um eine normale, unkomplizierte Schwangerschaft.

Keizer: ERKKOLA aus Turku/Finnland hat mehr als 100 schwangere Frauen untersucht und dabei keinerlei negative Auswirkungen durch den Sport gesehen. Dies unterstreicht ihre Antwort. Seine Arbeit wurde 1976 veröffentlicht.

Shangold: ERKKOLA schloß nicht nur negative Auswirkungen aus, sondern konnte auch positive Wirkungen aufzeigen. Frauen, die körperlich fit sind, hatten die Schwangerschaft und Geburt besser überstanden als Untrainierte, und die Neugeborenen hatten geringere Azidosen. Körperliche Fitness ist wünschenswert, doch das Problem liegt in dem Umstand, daß wir bis heute nicht wissen, wieviel Sport ohne Schaden in den einzelnen Phasen der Schwangerschaft ausgeübt werden darf, um diese Fitness zu erreichen. Hier müssen noch viele Studien durchgeführt werden.

Obermann: Eine Frage zu Oligo- Amenorrhö. Inwieweit setzt sie Schäden?

Shangold: Soweit wir heute wissen, gibt es keine Nebenwirkungen, weder durch Oligomenorrhö noch durch Amenorrhö. Doch wie Dr. Mirkin ausgeführt hat, haben Frauen mit hypoöstrogener Amenorrhö möglicherweise ein erhöhtes Risiko für Knochenfrakturen. Wir wissen zwar nicht, ob es sich um osteoporotische oder Streßfrakturen handelt, doch solange dies nicht bekannt ist, sollten wir alle Frauen mit zu niedrigem Östrogenspiegel mit Östrogenen substituieren.

De Laat: Leider ist Theorie und Praxis oft weit voneinander entfernt. Nicht alles, was von einigen Experten untersucht worden ist, fand Anwendung im Sport. Haben Sie in den Vereinigten Staaten von Amerika eine spezielle gynäkologische Betreuung oder eine entsprechende Ernährungsberatung für Sportlerinnen?

Shangold: Wahrscheinlich möchte keine Athletin am Tag des Wettkampfes menstruieren. Erwartet eine Weltklasseathletin die Periode am Tage eines wichtigen Wettkampfes, ist es sinnvoll, die Menstruation hinauszuschieben, oder noch besser, die Periode vorzeitig auszulösen, da möglicherweise durch Progesterongaben negative Einflüsse auf die Leistungsfähigkeit entstehen könnten. Sicher wird das nicht sehr oft vorkommen. Auf der anderen Seite hat die amenorrhoische Sportlerin vielleicht den psychologischen Vorteil, nicht zu menstruieren. Doch daran glaube ich nicht. Die meisten Sportlerinnen und Nichtsportlerinnen ziehen es vor, zu wissen, daß sie normal sind, d. h. normal zu menstruieren. Viele Athletinnen verneinen zwar, daß sie die Amenorrhö oder die künftige Infertilität stört, doch im Inneren möchten sie gerne wissen, ob sie gesund sind.

De Laat: Haben Sie einen Gynäkologen in Ihrer Olympiamannschaft für entsprechende Beratung und Betreuung?

Shangold: Wir haben keinen Gynäkologen in der Olympischen Mannschaft. Es gibt keine systematische Beeinflussung des Menstruationszyklus, wenn überhaupt Verschiebungen gemacht werden.

Wurster: Der Deutsche Leichtathletikverband bietet seit 4 Jahren den Athletinnen eine gynäkologische Betreuung an. Mir wurde diese Aufgabe damals angetragen. Die Betreuung und Beratung wird von den Athletinnen mit positiver Resonanz und gutem Erfolg angenommen.

Shangold: Wir sind möglicherweise noch nicht so fortschrittlich wie Sie. Leider fehlen vielen Athletinnen auch die Kenntnisse über Vitamine oder Mineralien. Viele Sportler bevorzugen eine natürliche Ernährung, doch sie sind für entsprechende Informationen über Vitamine und Mineralien nicht zu interessieren.

Bauer: Eine Frage zu dem Referat von Herrn Mirkin: Sie sprachen von einigen Fällen von Anorexia nervosa, die nicht so schwerwiegende Ernährungsprobleme hatten. Waren es nicht Bulimiepatientinnen*, eine Untergruppe der Anorexia nervosa? .

Mirkin: Anorexie ist eine sehr ernsthafte Erkrankung, für die es keine adäquate Therapie und entsprechende Heilung gibt. Bei Athletinnen sehen wir etwas anderes: In Amerika nehmen wir 12jährige Mädchen vor der Pubertät, kleiden sie wie Frauen und bringen sie ins Fernsehen. Dieses Aussehen wird dann als neues Ideal angepriesen. Demnach sollte eine Frau überhaupt keine Sexualhormone haben. Die Frauen draußen glauben dies.
Je leichter und dünner Sportlerinnen sind, desto besser sind sie in Gymnastik und im Laufen. Viele Athletinnen sind intelligente Mädchen, die falsche Vorstellungen haben. Sie zwingen sich selbst zum Erbrechen. Eine Studie an amerikanischen Colleges fand, daß jede 4. Frau den Finger nach dem Essen in den Hals steckt und Erbrechen auslöst, also 25 % aller Studentinnen. Dies ist keine Krankheit, dies ist eine Modeerscheinung, ein neuer Stil, eine neue Masche!

Wurster: Ein amerikanischer Stil?

Mirkin: Ein amerikanischer Stil, verursacht durch unsere Ernährungsindustrie. Zwischen

Bulimie und Anorexia nervosa ist zu unterscheiden. Anorexie ist eine Krankheit, Bulimie eine in Amerika durch das Fernsehen geförderte, soziale Masche. Dabei handelt es sich um psychisch gesunde Mädchen.

Shangold: Ist die Anorexia nervosa hier in Deutschland ein häufiges Krankheitsbild?

Wolf: Die Anorexie nimmt in den letzen Jahren zu. Wir haben eine sehr umfassende Definition für die Anorexie: Eine Amenorrhö, vergesellschaftet mit einem dramatischen Gewichtsverlust und verbunden mit einer chronischen, schweren Obstipation. Sie muß psychologisch und durch Psychopharmaka behandelt werden.

Bauer: Gestatten Sie mir noch eine Bemerkung zur Bulimie.
Sie wurde zwar zu einer Modeerscheinung, aber es gibt auch Patientinnen, die unter diesem krankhaften Verhalten leiden. Sie ekelt der Anblick von Essen an. Dies gleicht doch mehr der Anorexia nervosa. Einige Autoren subsumieren die Bulimie als Untergruppe unter die Anorexie. Diese Patienten, die nach dem Essen erbrechen, haben gehäuft Kleptomanie und sind eher extrovertierte Menschen.

Mirkin: Ich stimme zu, daß sich in einer Untergruppe der von Bulimie betroffenen sehr kranke Patientinnen befinden. Aber viele sind trotz ihres Erbrechens gesunde Mädchen und werden gesunde Erwachsene. Den meisten der Athletinnen kann durch kluge Argumente geholfen werden.

Wurster: Gestatten Sie mir zum Abschluß, allen Referenten und Diskutanten ganz herzlich für ihre Beiträge zu danken. Weiter gilt mein Dank Herrn Prof. Hirsch und Herrn Prof. Jeschke für ihre Unterstützung bei der Organisation dieser Tagung.
Mein Wunsch war es, mit diesem Seminar einen kleinen Beitrag zu dem sich neu entwickelnden Gebiet endokrinologischer wie gynäkologischer Aspekte in der Sportmedizin zu leisten. Ihr Interesse an den Vorträgen und deren Diskussion bestätigt die Wichtigkeit der Thematik.

* Bulimie: krankhafter Heißhunger (Freßsucht) mit nachfolgendem, willkürlich herbeigeführten Erbrechen.